FIEBER

WESEN, URSACHEN, DIFFERENTIALDIAGNOSE UND THERAPIE

VON

PRIVATDOZENT DR. ERNST LAUDA
VORSTAND DER II. MEDIZINISCHEN ABTEILUNG
DES KAISER FRANZ JOSEPH-SPITALES IN WIEN

MIT 4 TEXTABBILDUNGEN

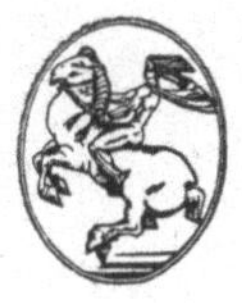

WIEN
VERLAG VON JULIUS SPRINGER
1936

ISBN-13: 978-3-7091-9672-4 e-ISBN-13: 978-3-7091-9919-0
DOI: 10.1007/ 978-3-7091-9919-0

Inhaltsverzeichnis.

Physiologie und Pathologie der Wärmeregulation. Definition des Fiebers.

Unter Wärmeregulation verstehen wir die Gesamtheit der Vorgänge, welche trotz Wechsels der Außentemperatur und trotz Veränderungen der Wärmebildung, wie sie die verschiedenen Lebensvorgänge mit sich bringen, ein annäherndes Gleichbleiben der Körpertemperatur garantieren. Die Wärmeregulation erfolgt einerseits durch Anpassung der Wärmebildung an den Bedarf, durch die chemische Wärmeregulation, andererseits durch die den Umständen entsprechende Veränderung der Wärmeabgabe, durch die physikalische Wärmeregulation. Beim Menschen kommt der physikalischen Wärmeregulation eine unvergleichlich größere Bedeutung zu als der chemischen. Wohl gilt auch für ihn wie für alle untersuchten Warmblüter prinzipiell das Gesetz, daß bei niedrigerer Außentemperatur die gesamte Wärmebildung, der Sauerstoffverbrauch und die Kohlensäureausscheidung ansteigt; die Wirkungsbreite dieses Anpassungsvorganges ist aber begrenzt: Beim Steigen der Lufttemperatur sinkt der Gasumsatz, um bei zirka 15° haltzumachen; hier ist ein Minimum an wärmebildendem Umsatz erreicht, welches auch bei weiterem Steigen der Lufttemperatur unverändert bleibt. Auch die Regulation gegen Abkühlung, die gesteigerte Wärmeproduktion bei Unterkühlung ist beim Menschen wenig ausgeprägt, sie wurde von manchen Autoren sogar geleugnet. Die künstliche Regulation durch Kleidung, Beheizung, auch die Regulation durch Bewegung, Nahrungsaufnahme usw. hat die beim Kleintier noch hoch entwickelte chemische Wärmeregulation gegen Abkühlung beim Menschen scheinbar verkümmern lassen. Die chemische Wärmeregulation hat ihren Sitz vornehmlich in den Muskeln, zum kleineren Teil wohl auch in der Leber und im Pankreas, in geringerem Ausmaße schließlich wahrscheinlich in allen Geweben. Ob die Erhöhung der Verbrennungen in den Muskeln bei Abkühlung nur auf dem Wege von Muskelzittern oder auch ohne dieses erfolgt, ist eine strittige Frage.

Die physikalische Wärmeregulation, die Regelung der Wärmeabgabe, hat beim Menschen ungleich größere Bedeutung. Sie erfolgt auf vasomotorischem Wege durch Veränderung der Hautdurchblutung und durch Veränderung der Wasserabgabe durch die Haut und durch die Luftwege, d. i. durch Schwitzen und Wärmepolypnoe. Einen nicht regulierbaren Schutz gegen Wärmeabgabe stellen die Haut und die darunter liegenden Fettschichten dar, die beide schlechte Wärmeleiter sind. Tiere haben im Haar- und Federkleid weitere Schutzmittel, zu welchen auch die Veränderung der Körperhaltung, z. B. Zusammenkauern und damit Verkleinerung der wärmeausstrahlenden Körperoberfläche, gezählt werden muß.

Die vasomotorische Wärmeregulation durch veränderte Hautdurchblutung ist eine allgemein bekannte Erscheinung; bei Abkühlung tritt Blässe, bei Erwärmung Rötung der Haut auf. Das Blut als guter Wärmeleiter ermöglicht eine ausgiebige Anpassung an die Umgebung; die Veränderung der Durchblutung erfolgt einerseits durch lokalen Hautreiz, andererseits auf reflektorischem Wege und auch dadurch, daß bei Überhitzung oder Abkühlung wärmeres oder kälteres Blut dem Zentralnervensystem aus der Peripherie zuströmt, wobei das Wärmeregulationszentrum in Tätigkeit gesetzt wird.

Reicht die vasomotorische Regulierung durch gesteigerte Hautdurchblutung und Wärmeabstrahlung bei Steigen der Außentemperatur nicht mehr aus, um die Temperatur auf der Norm zu erhalten, so erfolgt Wärmeabgabe durch Schwitzen; die Verdampfung von Schweiß braucht Wärme, welche dem Körper entzogen wird. Da bei angestrengter körperlicher Arbeit am Tage 3—4 Liter Schweiß produziert werden, die 1600—2150 Kalorien binden, ist der Faktor des Schwitzens im Rahmen der Wärmeregulation von außerordentlicher Bedeutung, auch wenn zugestanden werden muß, daß nicht aller Schweiß durch Körperwärme verdampft wird. Die Schweißsekretion erfolgt reflektorisch auf direktem Wärme-Haut- oder Wärme-Schleimhautreiz und auch durch direkte Erregung des Schweißzentrums im Zwischenhirn durch das von der Peripherie zuströmende erwärmte Blut.

Hat die Wärmeabgabe durch Schwitzen beim Menschen eine außerordentlich große Bedeutung und ist dieser Faktor im Rahmen der Wärmeregulation bei den meisten Tieren von untergeordneter Bedeutung, so liegen die Verhältnisse bei der Wärmeabgabe durch Polypnoe gerade umgekehrt. Bei Tieren, insbesondere solchen, die nicht oder nur sehr wenig schwitzen können, kommt es bei einem bestimmten Grade der Überhitzung, nachdem die Atemfrequenz schon vorher langsam angestiegen war, plötzlich zu einer rapiden Erhöhung der Respirationszahl; durch Öffnen des Maules und Heraushängenlassen der Zunge wird eine entsprechende Oberfläche geschaffen, auf welcher Wasser abgedunstet und eine große Kalorienmenge abgegeben werden kann. Ob auch die beim Menschen zu beobachtende Steigerung der Atemfrequenz bei erhöhter Temperatur oder körperlicher Arbeit mit diesem bei einem bestimmten Grade der Überwärmung plötzlich einsetzendem „Hacheln" der Tiere identifiziert werden kann, muß fraglich erscheinen. Zweifellos ist die Erhöhung der Atemfrequenz bei Überhitzen auch beim Menschen im Sinne der Wärmeabgabe wirksam. Diese mäßige Polypnoe spielt aber im Vergleich zum Schwitzen in der Wärmeabgabe eine recht bescheidene Rolle.

Die gesamte Wärmeregulation untersteht dem Zentralnervensystem und ist im Wärmezentrum verankert. Dieses wurde nach der Entdeckung des Wärmestiches in der Gegend des Thalamus angenommen und wird heute in das Zwischenhirn verlegt, in welchem alle vegetativen Funktionen ihr Zentrum haben. Daß auch das Großhirn unter Umständen auf das Zwischenhirnzentrum Einfluß nehmen kann, beweist eine Reihe klinischer Tatsachen, vor allem das sogenannte psychische Fieber (siehe Seite 10). Das Temperaturzentrum erhält seine Reize von der Peripherie auf zweierlei Wegen: Auf dem Blutweg, wobei die höhere oder niedere Temperatur des Blutes den Reiz darstellt, oder auf nervösem Wege über die Hautnerven, die zerebrospinalen Nerven und das Rückenmark. Die zentrifugalen Impulse zu den Stätten der Wärmebildung und den übrigen Erfolgsorganen der Wärmeregulation gehen den Nervenweg, wobei vor allem das vegetative System in Betracht kommt. Die Drüsen mit innerer Sekretion sind in untergeordneter Form in das System eingeschaltet; ausschlaggebende Bedeutung kommt ihnen nicht zu, ihre Ausschaltung hat für die Wärmeregulation keinen entscheidenden Einfluß.

Durch eine fein abgestufte Zusammenarbeit zwischen Zentralnervensystem, dem Wärmeregulationszentrum mit seinen zentralen Erfolgsorganen, den Vasomotoren, Stoffwechsel- und Schweißsekretionszentrum im Zwischenhirn, und den Leitungsbahnen und peripheren Erfolgsorganen der Wärmeregulierung wird die Temperatur beim Warmblüter auf annähernd gleicher Höhe erhalten. Die Arbeit wird mit bemerkenswerter Präzision geleistet. Störungen im Bereiche eines Teilsystems hat Temperaturanstieg oder Unterkühlung zur Folge. Störungen im peripheren Apparat sind beim Menschen praktisch von untergeordneter Bedeutung. So kann es gelegentlich schwerer körperlicher Anstrengung durch plötzliche übermäßige Wärmebildung, durch Insuffizienz des peripheren Apparates zu vorübergehender Erhöhung der Körpertemperatur kommen; in Fällen von Sklerodermie, bei welchen die Schweißsekretion nicht in Gang kommt, kann Übererwärmung bei körperlicher Arbeit um so leichter erfolgen. Beim Durstfieber der Säuglinge scheint wenigstens ein Faktor für den Temperaturanstieg in der Peripherie zu liegen, das Ausbleiben des Schwitzens durch Wassermangel. Beim Hitzschlag dürfte auch eine Übererwärmung durch mangelhafte periphere Regulation mitspielen, sicherlich steht aber auch hier eine zentral ausgelöste Störung im Vordergrund, ebenso wie in allen übrigen Fällen von Körpertemperaturerhöhung, wobei allerdings gleichzeitige toxische Schäden und damit bedingte funktionelle Störungen der Peripherie nie auszuschließen sind; diese spielen wohl immer mit, haben aber nie wesentliche Bedeutung. Im allgemeinen können wir sagen, daß Temperaturerhöhungen über die Norm durch Störungen im zentralen Wärmeregulationsmechanismus, im Wärmezentrum bedingt sind. Wir heißen diese Temperaturerhöhungen Fieber.

Der Fieberanstieg kommt dadurch zustande, daß auf Grund der zentralen chemischen Wärmeregulationsstörung mehr Wärme gebildet wird und die Wärmeabgabe gleichzeitig zentral gehemmt ist. Auf der Höhe des Fiebers sind Wärmeabgabe und Wärmebildung wieder gleich hoch, das Wärmezentrum hat sich aber auf eine höhere Temperatur eingestellt. Es ergeben sich gegenüber der Norm nur insofern Unterschiede, als die Einstellung des Zentrums auf die höhere Temperatur eine labilere ist. Die im Fieber gestörte Wärmeregulation tritt also auf der Höhe des Fiebers wieder in Aktion, sie funktioniert nur nicht in so ausgezeichneter Art wie beim Normalen. Wäre die zentrale Wärmeregulation ausgeschaltet, so müßte sich die Temperatur bei jedem Anstieg weit über die größte Fieberhöhe erheben.

Ob wir im Fieber eine Reizung oder Lähmung des Wärmezentrums, ob wir mit Hans Horst Meyer bald eine Reizung des Wärmezentrums, bald eine Lähmung des koordinierten Kühlzentrums annehmen sollen, sei dahingestellt. H. Freund, dessen Ausführungen wir im wesentlichen gefolgt sind, nimmt an, daß das Wärmezentrum normalerweise einen hemmenden Einfluß auf die Wärmebildung ausübt und daß unter Bedingungen, die zu Fieber führen, dieser hemmende Einfluß durch die Fiebergifte gebremst wird. Fällt also die supponierte Hemmung des Zentrums im Fieber fort, oder wird sie geschwächt, so kommt es zu gesteigerter Wärmebildung und durch die Schwäche des Wärmezentrums auch gleichzeitig zu einer mangelhaften physikalischen Wärmeregulation; diese tritt erst wieder bei höherer Reizschwelle, bei höherer Temperatur in Erscheinung. Das Fieber als Folge einer Reizwirkung auf das Wärmezentrum aufzufassen, würde vor allem der Wärmestichhyperthermie ebenso wie der Überlegung wohl entsprechen, daß die Fiebermittel auch Sedativa sind.

Die Fieberursachen.

Jede Schädigung des Wärmezentrums, sei sie anatomischer, toxischer oder funktioneller Natur, kann zu Fieber führen. In der Klinik sind anatomische Läsionen relativ selten. Der Wärmestich im Experiment ist allgemein bekannt. Bei Erkrankungen des Zentralnervensystems kann auch durch Hirndrucksteigerungen eine mittelbare Einwirkung auf das Wärmezentrum erfolgen. Vergleichbare Verhältnisse haben wir bei den Temperaturerhöhungen nach Lumbalpunktion und Enzephalographie vor uns.

In der Mehrzahl der Fälle von Fieber handelt es sich um Giftwirkungen auf das Wärmezentrum, wie bei den Infektionskrankheiten, bei Körpereiweißzerfall mit Bildung toxischer Substanzen oder bei Einbringung von Giftstoffen in den Organismus. Allerdings liegen die Verhältnisse in allen diesen Fällen zumeist komplizierter, als es auf den ersten Blick den Anschein haben könnte. Wir dürfen wohl annehmen, daß bei den Infektionskrankheiten die Erreger mit den Endotoxinen, ferner die Bakterientoxine, die Stoffwechselprodukte der Bakterien, aber auch der durch die Infektion bedingte Körpereiweißzerfall, schließlich die Reaktionsprodukte zwischen bakteriellen und körpereigenen Stoffen, zwischen Keimen und Körperzellen, insbesondere dem retikuloendothelialen Apparat in irgendeiner Form am Fieber beteiligt sind. Bei aseptischem Fieber, z. B. nach Hämolyse durch Einbringen destillierten Wassers in die Blutbahn oder durch Hämolysine irgendwelcher Art, ferner bei Infarkten, Verbrennungen, beim Zerfall insbesondere schnell wachsender und mit Blut schlecht versorgter Neoplasmen sind die Grundlagen des Fiebers Zellzerfall, vielleicht auch wieder Reaktionsprodukte zwischen den beim Zerfall entstehenden toxischen Substanzen und bestimmten Abwehrzellen, vor allem wieder dem retikuloendothelialen Apparat und den Kapillarendothelien. Ähnlich dürften die Verhältnisse auch beim Fieber nach reinen Giftwirkungen, beim Fieber nach Salizylmedikation, bei Kohlenoxydintoxikation, nach intravenöser Injektion einer Kochsalzlösung (Kochsalzfieber), beim Messingfieber, beim Gußfieber usw. liegen. Daß die eben genannten Stoffe das Wärmezentrum wahrscheinlich nicht unmittelbar schädigen, dafür bringt Freund ein treffendes Beispiel: Rasche Injektion von 0,5 Gramm Antipyrin in 10 ccm destillierten Wassers macht beim Kaninchen Fieber; das Antipyrin löst wahrscheinlich in seiner Reaktion mit bestimmten Körperzellen toxische pyrogene Substanzen im Organismus aus. Nach diesem Autor gilt als gesichert, daß die Mehrzahl der aseptischen und bakteriellen Fieberursachen nur durch Vermittlung des Organismus die Bildung von unmittelbar pyrogenen Stoffen im Körper auslösen; bei den Infektionen kommen noch die Stoffwechselprodukte der Erreger dazu. Die Zahl dieser schließlich intermediär, endogen entstandenen, auf das Wärmezentrum einwirkenden pyrogenen Stoffe ist wahrscheinlich nicht groß.

Nach diesen Vorbemerkungen seien die Fieberursachen aufgezählt.

1. Infektionen. Fast alle Infektionskrankheiten sind von einem in Höhe und Temperaturkurve meistens wohl charakterisiertem Fieber begleitet. Alle Infektionen können fiebern. Septischer Charakter des Fiebers zeigt im allgemeinen Übertritt von Keimen in die Blutbahn an. Zwischen lokaler und allgemeiner Infektion besteht aber kein scharfer Unterschied; auch bei einem lokalen Infekt treten regelmäßig Keime, allerdings in geringer Menge, in die Blutbahn ein. Nach dem oben Gesagten ist die Bakteriämie nur eine der Ursachen der Temperaturerhöhung.

2. Aseptischer Körpereiweißzerfall. Infarkte, Enzephalomalazien, zerfallende Neoplasmen, trockene Gangrän usw. können fiebern. Die Temperaturen sind meistens weniger hoch als bei den Infektionen. Es handelt sich hierbei um Übertritt von dem bei der Nekrose entstehenden artfremden Eiweiß. Die Fieberreaktionen können jenen bei parenteraler Applikation von Proteinen gleichgesetzt werden. Die Ursache für das Fieber bei Neoplasmen, wie beim Magen- und Darmkarzinom, wurde früher irrtümlich in der sekundären bakteriellen Invasion gesucht. Die Tatsache aber, daß auch keimfreie Neoplasmen, wie das Hypernephrom, nicht selten sehr hoch fiebern, beweist, daß es sich vor allem um Gewebszerfall handelt. Das Fieber im Anfall der paroxysmalen Hämoglobinurie und bei Anämien

hämolytischer Natur beruht zum Teil auch auf dem Blutzerfall, das Fieber bei der Resorption von Exsudaten zum Teil auch auf dem Übertritt von zerfallenden Körpereiweißsubstanzen in die allgemeine Zirkulation. Bei Verbrennungen, bei welchen man a priori Fieberbewegungen erwarten müßte, kommt es vorerst oft zu einem paradoxen Temperaturabfall unter die Norm, der durch den Verbrennungsschock zu erklären ist; sie sind aber auch von Temperatursteigerungen begleitet, wobei manchen Autoren eine inäquale Verteilung der Temperatur im Körper, z. B. niedere Achseltemperatur und sehr hohe Rektaltemperatur aufgefallen ist. Das radiogene Fieber, die Temperatursteigerungen nach Röntgenbestrahlungen sind vor allem aseptisches Fieber durch Eiweißzerfall; beim Lymphogranulom reagiert insbesondere die Bestrahlung des Thorax und des Abdomen fieberhaft. Neben der Bildung pyrogener Stoffe durch Körpereiweißzerfall spielt beim Zustandekommen des Fiebers im längeren Anschluß an die Röntgenbestrahlung auch eine Aktivierung des pathologischen Prozesses eine Rolle. Dies müssen wir beispielsweise in Lymphogranulomfällen annehmen, die vor der Bestrahlung fieberfrei oder subfebril waren und bei welchen sich nach der Bestrahlung eine langdauernde Fieberperiode einstellt.

3. Gifte, Medikamente. Das Guß- oder Messingfieber ist ein spezieller Fall der Zinkvergiftung und ist auf das Einatmen schädlicher Stoffe aus den Gießdämpfen zurückzuführen. Daß das Kupfer an der Wirkung nicht beteiligt ist, ist heute erwiesen. Daß das Zink gerade nur im Messingguß zu dieser febril verlaufenden Vergiftung führt, erklärt sich damit, daß die Giftstoffe durch die feine Verteilung des Zinkoxyds in den Gußdämpfen auf dem Respirationsweg in den Organismus eindringen können. Bei der Zinkgewinnung ebenso wie bei der Herstellung von Zinkweiß kommen Fiebererscheinungen nicht vor. Das Gußfieber tritt zumeist 6—8 Stunden nach Einatmen von Gießdämpfen auf, es beginnt in der Regel mit heftigem Schüttelfrost. Unter schwerem Krankheitsgefühl, Pulsbeschleunigung und Mattigkeit muß sich der Erkrankte zu Bett begeben, er verfällt meistens bald in Schlaf und er erwacht bereits nach einigen Stunden bei gutem Allgemeinbefinden. Das Gußfieber kann sich beim gleichen Individuum mehrmals wiederholen; bei manchen scheint eine Art Gewöhnung einzutreten. Auch beim Gußfieber ist anzunehmen, daß durch das eingeatmete Metall Eiweißkörper zerfallen und daß toxische Eiweißzerfallsprodukte die schließliche Fieberursache darstellen.

Bei der Fieberwirkung von Medikamenten kommt es neben der Art der Substanz auch auf die Dosierung und die Applikationsart an. Eine ganze Reihe intravenös eingeführter Medikamente hat Fieber zur Folge, oft mit initialem Schüttelfrost. Es sei an die oft hohen, allerdings meistens nur kurz dauernden Fieberreaktionen nach Injektion von Metallverbindungen (Silberlösungen, Argochrom, Cuprocollargol usw.) erinnert, insbesondere aber darauf hingewiesen, daß auch an sich nicht toxische Substanzen bei entsprechender Dosierung und Applikation Fieber auslösen können. Das Kochsalzfieber ist hier das beste Beispiel. Gerade Erfahrungen mit dem a priori apyretischen Kochsalz scheinen zu beweisen, daß bei seiner parenteralen Einverleibung im Organismus giftige Reaktionsprodukte entstehen, die das Wärmezentrum erreichen. Nach Kochsalzinjektionen jeder Konzentration kann man Fieber beobachten, wobei bei hypotonischen Lösungen auch die hämolytische Komponente als auslösende Ursache in Betracht kommt. Bemerkenswert bleibt, daß aber selbst physiologische Kochsalzlösung, intravenös verabfolgt, bei bestimmten Individuen, häufiger bei Säuglingen, seltener bei Erwachsenen, Fieber erzeugt. Für das Auftreten der Fieberreaktion sind die absolute Menge des Kochsalzes, ferner die Applikationsart und die Disposition des Individuums maßgebend. Es scheinen z. B. relativ häufig intraneurale Injektionen von physiologischer Kochsalzlösung, wie sie bei der Ischiasbehandlung Anwendung finden, fiebererzeugend zu wirken. Erkennen wir im unterschiedlichen Verhalten zwischen Säuglingen und Erwachsenen bereits einen dispositionellen Faktor, so tritt uns dieser noch eindeutiger in der Tatsache vor Augen, daß auch von den Säuglingen nach Kochsalzapplikation nur 60—70% Fieber zeigen. Bei Fieber nach intravenöser Injektion von in Wasser gelösten Medikamenten ist der sogenannte W a s s e r f e h l e r zur Erklärung heranzuziehen; es handelt sich hierbei zum Teil um Stoffe bakteriellen Ursprungs, abgetötete Bakterien und deren Toxine, zum Teil auch um anorganische Stoffe, bei destilliertem Wasser oft aus den Destillationsgefäßen, die gelegentlich erst in ihrer Reaktion mit der gelösten Substanz ein toxisches Produkt liefern. Mit Körpereiweißzerfall finden zahlreiche Fieberreaktionen ihre Erklärung, die uns vorerst unverständlich wären. Die leichten Fieberbewegungen nach operativen Eingriffen dürften zum Teil in der Resorption zerfallenden Gewebes ihre Grundlage haben. Eine ganze Reihe von Autoren berichtet über selbst höheres Fieber nach Splenektomie, ohne daß in diesen Fällen Anhaltspunkte für eine septische Komponente hätten gewonnen werden können. v. Staadt erklärte dieses Fieber mit Thrombosen in den ligierten Venen. Aseptische Thrombosen fiebern, da die Blutgerinnsel zerfallen und offenbar toxische Eiweißzerfallsprodukte resorbiert werden. Auf das Fieber nach Narkosen und Lokalanästhesien kommen wir zurück. Auch Salizyl und Chinin, intravenös verabfolgt, führen unter Umständen zu Fieber. Das Fieber bei Proteinkörpertherapie, bei Vakzine- und Serumbehandlung gibt uns Beispiele von Temperaturerhöhungen nach parenteraler Zufuhr körperfremden Eiweißes. Das nicht seltene Auftreten von Fieber nach auch gruppengleicher Bluttransfusion ist einerseits auf Blutzerfall, andererseits auf körperfremde Eiweißsubstanzen zurückzuführen. Bei gruppenfremdem Blut geht die Reaktion stürmisch mit Schüttelfrost und hohem Fieber einher. Das allgemein bekannte, im anaphylaktischen Anfalle auftretende Fieber findet wahrscheinlich die gleiche Erklärung. Ob das Fieber der Kohlenoxydvergiftung hierhergehört oder ob es sich hierbei um anatomische Schädigungen im Zentralnervensystem handelt, die erst zum Fieber führen, bleibt dahingestellt. Ortner erwähnt plötzlich auftregendes, 3—4 Tage anhaltendes Fieber beim Asthma bronchiale, er spricht von einem „Asthma des Wärmezentrums"; von ihm als anaphylaktische Erscheinung aufgefaßt, könnte es hier eingeordnet werden. Auch spezifisch-neurogen wirkende Mittel, wie Adrenalin, Kokain, Nikotin und auch Atropin erhöhen in bestimmten Fällen die Körpertemperatur, während sie sie in anderen erniedrigen oder unverändert lassen. Die Temperatursteigerung nach Adrenalin ist von Schüttelfrost, Blässe und Zittern, der Temperaturabfall von Schweißausbruch und Hautrötung begleitet.

4. Erkrankungen des Zentralnervensystems. Alle Erkrankungen des Zentralnervensystems können durch mittelbare oder unmittelbare Reizung des Wärmeregulationszentrums im Zwischenhirn zu Temperatursteigerung führen. Es sind hier vorerst die Hirntraumen zu nennen. Nach operativen Eingriffen am Zentralnervensystem, auch nach Lumbalpunktion, Ventrikelpunktion, Enzephalographie, bei Commotio cerebri sieht man nicht selten vorübergehende, manchmal auch hohe Temperatursteigerungen. Hirndrucksteigerung bei Hirntumor, bei Hydrozephalus, bei Aneurysma der Hirnarterien kann durch indirekte Reizung des Wärmezentrums Fieber auslösen. Bei allen anatomischen Veränderungen, wie Neoplasmen, Erweichungen, Blutungen usw. können wir den Zerfall von Körpersubstanz für die

fieberhaften Erscheinungen verantwortlich machen, vor allem kommt aber auch in diesen und allen übrigen Fällen eine direkte Einwirkung auf das Wärmezentrum in Frage. Auch die vorübergehenden Temperatursteigerungen, die manche apoplektiforme Anfälle bei multipler Sklerose und bei progressiver Paralyse, die den epileptiformen Anfall, das Delirium tremens und auch die Migräne begleiten, sind zerebrales Fieber. In seltenen Fällen von remittierendem und intermittierendem Fieber bei Tabes nahm Ortner eine thermische Krise an; er beobachtete Patienten mit alle 2—3 Monate eine Woche lang anhaltendem Fieber bis 40°, welches von Schüttelfrost eingeleitet wurde und für welches eine andere Erklärung nicht gefunden werden konnte. Die meisten Temperatursteigerungen bei Hemiplegien in der gelähmten Körperseite dürften nicht zentral, sondern peripher durch Vasomotorenlähmung und eine dadurch bessere Durchblutung erklärt werden. Bei entzündlichen Erkrankungen des Zentralnervensystems, bei Meningitis, Enzephalitis, Tuberkulose, Lues, Abszeß usw., sind die direkte Reizung des Wärmezentrums und auch der Körpereiweißzerfall von sekundärer, das infektiöse Moment meistens von primärer Bedeutung. Das zerebral ausgelöste Fieber kann hoch sein.

Interesse verdient das psychische, das hysterische Fieber, dessen Existenz lange umstritten war, heute aber allgemeine Anerkennung gefunden hat. Tatsache ist, daß sich im Rahmen des hysterischen Symptomenkomplexes akute und auch hohe Temperatursteigerungen einstellen, daß sie dominierende Erscheinung sein können. Auf Grund ihrer Erfahrungen haben namhafte Kliniker an der hysterischen Natur dieses Fiebers festgehalten; schließlich konnte auch in einer ganzen Anzahl einschlägiger Fälle gezeigt werden, daß dieses Fieber in Hypnose durch Suggestion zum Schwinden gebracht und über suggestiven Auftrag auch wieder hervorgerufen werden konnte, wodurch die psychische, hysterische Natur des Fiebers mit Sicherheit bewiesen war. Es wurden Fälle von hysterischem Fieber durch Suggestion in Hypnose auch endgültig geheilt. Nach Deutsch kann bei entsprechenden Individuen übrigens auch allem Anschein nach nicht psychisch bedingtes Fieber im Sinne der Senkung suggestiv beeinflußt werden; bei jedem Fieber kann also eine psychische Komponente mit im Spiele sein. Im Einzelfalle wird die Diagnose hysterisches Fieber nur mit größter Vorsicht gestellt werden dürfen. Nur wenn die genaueste Untersuchung, wohl auch eine längere Beobachtung keinen Anhaltspunkt für organisches Fieber ergeben hat und wenn Simulation durch

Kontrollmessungen mit Sicherheit ausgeschlossen wurde, wird man sich im Rahmen anderer hysterischer Stigmata oder im Rahmen eines entsprechenden Bildes zur Diagnose entschließen. Ortner erwähnt, daß ihm in einem Falle das Fehlen eines Fieberharns und eine Polyurie mit auffallend niederem spezifischem Gewicht ein wertvolles Zeichen hysterischer Genese bei einem 40°fiebernden Mädchen waren. Die subfebrilen Temperaturen vegetativ-stigmatisierter Individuen (s. S. 43) sind dem psychischen Fieber zwar verwandt, sind aber von ihm zu trennen; die „emotionellen" Temperaturen hingegen gehören in diese Gruppe. Für die Existenz dieses „emotionellen" Fiebers verfügen wir über zahlreiche Belege: Das Ambulanzfieber, das Spitalsaufnahmsfieber, das Spitalsbesuchstagsfieber, das Fieber beim Lesen eines spannenden Buches oder eines lange erwarteten Briefes, das Sonntagsfieber (bei Individuen, für die der Sonntag freudig erwartete und aufregende Stunden bringt usw. Diese Temperatursteigerungen sind flüchtiger Natur und bewegen sich in mäßiger Höhe. Postoperative Temperatursteigerungen nach Narkose und Lokalanästhesie dürften zum größten Teil emotioneller Natur sein (Angst vor dem Eingriff usw.). Inwieweit wir in allen den zuletzt genannten Beispielen funktionelle Abweichungen im Temperaturzentrum annehmen dürfen, inwieweit vaskuläre Veränderungen mit vorübergehend schlechter Blutversorgung des Temperaturzentrums beteiligt sind, entzieht sich der Beurteilung.

5. Anämien. Alle Anämien können von Temperatursteigerungen begleitet sein; sie halten sich zumeist in subfebrilen Grenzen. Es gilt dies sowohl für die sekundären wie für die essentiellen Anämien. Bemerkenswert ist, daß unter den sekundären Anämien gerade die Magendarmblutungen relativ häufig mit Temperatursteigerungen einhergehen. Die perniziöse Anämie ist zumeist von geringen Temperatursteigerungen begleitet, die Kranken können aber auch hoch, bisweilen auch septisch fiebern; bei den sogenannten Milzkrisen des hämolytischen Ikterus begegnen wir manchmal hohen, flüchtigen Fieberschüben. Auf welchem Wege Anämien zu Fieber führen, ist eindeutig nicht festgelegt. Verschiedene Momente kommen in Betracht; vor allem dürfte eine schlechte Blutversorgung der Wärmezentren ausschlaggebend sein. Bei Hämoglobinämien gesellt sich die Wirkung des Körpereiweißzerfalles hinzu; die paroxysmale Hämoglobinurie mit dem Schüttelfrost und dem steilen Temperaturanstieg im Anfall ist hierfür das beste Beispiel; die Resorption von Blutzerfallsprodukten bei den Hämor-

rhagien im Magen und Darm ist, wie das Experiment gezeigt hat, ursächlich nicht heranzuziehen: Einbringen von Blut in den Magendarmkanal allein hat Temperaturerhöhung nicht zur Folge.

6. Inkretorische Störungen. Aus der experimentellen Medizin lassen sich eine Reihe von Tatsachen anführen, welche die Mitbeteiligung der Drüsen mit innerer Sekretion am Wärmehaushalt aufzeigen. Wir haben eingangs betont, daß die Drüsen mit innerer Sekretion in den Mechanismus des Wärmehaushaltes in untergeordneter Form eingeschaltet sind. Unter Hinblick auf die Tatsache, daß die Schilddrüse die Verbrennungen regelt, ist an eine Mitbeteiligung dieses Organes bei der Wärmeregulation kein Zweifel. Die Annahme aber wäre irrig, daß sich eine Überfunktion der Schilddrüse in einer Steigerung der Körpertemperatur deutlich auswirkt, obzwar Über- und Unterfunktion Erhöhung oder Verminderung der Kalorienproduktion nach sich ziehen. Auch bei den schwersten Graden von Hyperthyreoidismus beobachtet man zumeist normale oder nur leicht erhöhte Körpertemperatur. Die durch das Wärmezentrum in Gang gegetzte physikalische Wärmeregulation gleicht durch entsprechende Wärmeabgabe den bei Schilddrüsenüberfunktion gebildeten Kalorienüberschuß aus und verhindert einen Temperaturanstieg durch Wärmestauung. Wäre dem nicht so, so müßte die Körpertemperatur dieser Kranken in das Unabsehbare ansteigen. Praktisch spielt also diese Drüse mit innerer Sekretion für Körpertemperatur und Fieber eine untergeordnete Rolle; das Gleiche gilt auch für die übrigen Drüsen. Vom Standpunkt der Klinik ist über die Beziehung Temperaturerhöhung und Hyperthyreoidismus nur das Folgende zu sagen:

Basedowiker und auch Fälle von leichtem Hyperthyreoidismus zeigen Neigung zu subfebrilen Temperaturen, welche den Temperaturen vegetativ Stigmatisierter (s. S. 43) an die Seite gestellt werden können. Eine Überfunktion der Schilddrüse kann in der Körpertemperatur deutlicher nur dann zum Ausdruck kommen, wenn das Individuum aus anderen Gründen fiebert; wir finden bei diesen Kranken dann nicht selten hohe Temperaturen, die durch die relativ geringfügige primäre Fieberursache, wie eine leichte Tonsillitis, eine leichte Grippe usw. nicht ausreichend erklärt sind.

Störungen der Funktion der Nebenniere spielen für die Klinik des Fiebers keine Rolle, auch wenn die Nebenniere zweifellos durch ihre Wirkung auf die Gefäße, die Schweißdrüsen usw. in den Wärmehaushalt normalerweise nachhaltig eingreift. Wir haben übrigens früher darauf hingewiesen, daß Adrenalininjektionen bei bestimmten Individuen eine Temperatursteigerung herbeiführen können.

Wenn Erkrankungen der Hypophyse von Fieber begleitet sind, so muß als Erklärung dafür in vielen Fällen eine Einwirkung der erkrankten Drüse auf das nahegelegene und in unmittelbarem Zusammenhang stehende Temperaturzentrum im Zwischenhirn angenommen werden.

In der Klinik der Hyperthermien kommt praktisch nur dem Ovarium Bedeutung zu, eine Bedeutung übrigens, für welche die experimentelle Medizin ausreichende Grundlagen nicht erbracht hat. Jeder Arzt kennt die menstruellen Störungen der Körpertemperatur, die sich bald als leichte subfebrile Erhöhungen knapp vor, zu Beginn oder in den ersten Tagen der Menstruation, bald als prämenstruelle oder menstruelle leichte Extrasteigerungen bestehenden Fiebers äußern. Bei chronischen fieberhaften Erkrankungen tritt die Erscheinung einer weiteren Steigerung der Temperatur am deutlichsten zutage. Bei Lungentuberkulose ist das Phänomen eingehend studiert und von Maendl sogar unter der Bezeichnung Mensesreaktion zur Erkennung einer aktiven Lungentuberkulose ausgebaut worden; nach ihm soll die Mensesreaktion, d. h. deutlicher Temperaturanstieg vor oder während der Menstruation als Zeichen eines aktiven Prozesses gewertet werden können. Die Reaktion ist nach ihm aber ein ebenso verläßlicher wie unverläßlicher Indikator wie alle bekannten Aktivitätszeichen. Die Menstruation beeinflußt die Körpertemperatur zumeist im Sinne der Steigerung, in seltenen Fällen aber auch im Sinne der Senkung. Chronisch Fiebernde, auch solche mit hohen Temperaturen, zeigen gelegentlich vor oder auch während der ganzen Menstruationsperiode einen Temperaturabfall, der sich bei jeder Menstruation regelmäßig wiederholt.

Die gegebene Darstellung der Fieberursachen läßt erkennen, daß wir für die Erklärung des Fiebers gegebenenfalls gleichzeitig auf verschiedene Momente zurückgreifen müssen. Eine Enzephalitis kann als Infektionskrankheit, aber auch durch Körpereiweißzerfall und schließlich auch als Erkrankung des Zentralnervensystems fiebern; die Temperatursteigerung kann schließlich noch durch psychische Einflüsse, Erregung, Angst usw. eine Erhöhung erfahren. Ein chronisch-septischer Zustand mit Anämie fiebert als Infektionskrankheit durch Resorption körperfremden Eiweißes, vielleicht durch Blutzerfall als Anämie, zum Teil vielleicht auch emotionell. Diese detaillierte Unterscheidung der Fieberursachen im Einzelfall hat aber praktisch keine Bedeutung.

Ein Moment schließlich, welches bei Besprechung der Fieberursachen nicht übersehen werden darf, ist die Fieberbereitschaft, die Disposition zum Fieber. Wir haben auf diesen Faktor schon früher rekurriert. Er beeinflußt die Entstehung des Fiebers als solchen, aber auch dessen Höhe und dessen Dauer. Wenn bei Kochsalz- oder Adrenalininjektion Fieber nur bei bestimmten Individuen erzeugt wird, so müssen wir für diese Tatsache einen dispositionellen Faktor heranziehen. Wir können ferner feststellen, daß das Prämenstruum oder die Menstruation bei der Mehrzahl der Frauen eine Fieberbereitschaft erzeugen; in seltenen Fällen senken sie bestehendes Fieber. Haben wir ferner früher erwähnt, daß Hyperthyreotiker bei offenbar harmlosen Infekten hoch fiebern, so müssen wir hier weiter auf die Tatsache verweisen, daß vegetativ Stigmatisierte nicht selten eine etwas erhöhte Körpertemperatur (s. S. 46) haben und bei gegebener Fieberursache zu höherem Fieber neigen als Normale. Ganz allgemein können wir ferner sagen, daß jugendliche Individuen zu höherer Temperatur disponiert sind, daß geringe Infekte bei Kindern eher mit hohem Fieber, bei Erwachsenen eher afebril verlaufen können. Die klinische Erfahrung hat ferner gezeigt, daß Rekonvaleszente nach akuten Infektionen eine erhöhte Fieberbereitschaft haben. Im Gegensatz hierzu sollen nach R. Schmidt Diabetiker und Karzinomkranke auf Proteinkörpertherapie schwerer fiebern, und es ist bekannt, daß kachektische, heruntergekommene Individuen, Hypothyreosen und schließlich Greise schwer fiebern. Im Senium kann z. B. auch eine schwere Pneumonie fieberfrei verlaufen. Die Frage der Fieberbereitschaft ist nicht näher erforscht; die Promptheit oder Trägheit in der Reaktion der Organe der physikalischen Wärmeregulierung, der Vasomotoren, Schweißdrüsen usw. auf den zentralen Reiz dürften von großer Bedeutung sein.

Die Fiebermessung. Die Normaltemperatur.

Auf Grund einer verschieden großen Wärmebildung in verschiedenen Organen überhaupt, auch in Organen in Ruhe und während der Arbeit, und auf Grund eines verschiedenen Ausmaßes der Wärmeabgabe in verschiedenen Bezirken des Organismus muß die Temperatur des Menschen von Stelle zu Stelle variieren können. Durch die Wärmeabgabe im Bereiche der

Luftwege und der Haut, zumal der unbedeckten, und an Stellen, an welchen eine schwächere Fettschicht die Wärmeabgabe erleichtert, wird sich eine je nach der Außentemperatur verschieden hohe Temperaturdifferenz zwischen diesen Stellen und dem Körperinneren ergeben; in der Umgebung arbeitender Muskeln oder in ihnen selbst wird höhere Temperatur herrschen, denn Arbeit bewirkt lokale Erwärmung. Durch den Blutsturm findet ein gewisser Wärmeausgleich statt, ohne daß sich hierdurch aber an der Tatsache etwas ändert, daß Temperaturunterschiede zwischen verschiedenen Körperstellen bestehen. So finden wir mit jedem Zentimeter, mit welchem wir der Hautoberfläche von innen heraus näherkommen, ein Sinken der Temperatur um zirka 0,25 Grad; bei fettarmer Haut sind die Unterschiede noch deutlicher; so finden wir ferner in der Mundhöhle im allgemeinen niedrigere Temperaturen als im Rektum, um nur einige Beispiele zu nennen. Während die oberflächlichen Körperstellen, an welchen die Wärmeabgabe erfolgt, von der Außentemperatur weitgehend abhängig sind, hält sich die Temperatur bei Ruhe im Körperinneren und in dem gemischten Blut der großen Schlagadern, im Herzen, im Magen usw., annähernd auf einer Konstanten. Diese konstante Temperatur des Körperinneren ist es, die wir bei der Messung zu finden im Auge haben.

Hinsichtlich des Thermometers wäre hervorzuheben, daß es von Zeit zu Zeit auf Empfindlichkeit und Richtigkeit überprüft werden sollte; im Laufe der Zeit zeigen die meisten Thermometer zu hoch. Instrumente mit abgerissener Quecksilbersäule geben falsche Resultate; das Abreißen erfolgt meistens, wenn das bereits abgekühlte Thermometer heruntergeschlagen wird. Manche Thermometer haben den Fehler, nicht Maximumthermometer zu sein, die Quecksilbersäule zieht sich bei Abkühlung an der Luft nach der Messung innerhalb kurzer Zeit mehr oder weniger zurück. Die angeblich auf eine Minute Meßdauer geeichten Thermometer werden besser auf längere Zeit eingelegt; bei kurzer Meßdauer wird es sich immer empfehlen, das Thermometer auf kurze Zeit noch einmal einzulegen, um einen etwaigen weiteren Anstieg zu erfassen.

Wir messen die Körpertemperatur bekanntlich axillar, in der Schenkelbeuge, oral oder rektal. Welche der Meßarten ergibt das verläßlichste Resultat, welche kommt der gesuchten konstanten Temperatur des Körperinneren gleich oder annähernd gleich? Es ist kein Zweifel, daß dies bei der unter gewissen Kautelen vorgenommenen Rektalmessung am ehesten der Fall ist. Da messen wir unmittelbar das Körperinnere, und Vergleichsmessungen zwischen Rektum und Magen beim Menschen und Rektum und Herz beim Versuchstier haben gezeigt, daß hier nur geringfügige Unterschiede bestehen. Allerdings hat die Rektalmessung Fehlerquellen, die zu größeren Fehlern führt, als sie irgendeiner anderen Methode anhaften. Hierher gehört vor allem die Bewegung; nach einem kurzen Spaziergang von 20 Minuten, insbesondere aber nach angestrengter Arbeit der Muskulatur des Beckens und der unteren Extremitäten, wie nach Laufen, Radfahren usw., wobei Wärme lokal gebildet, zum Teil auch aus den unteren Extremitäten dem Becken zugeführt wird, finden wir eine rektale lokale Temperaturerhöhung um einen Grad und darüber. Der Temperaturanstieg ist in seiner Höhe individuell verschieden, weshalb auch das Penzoldphänomen, das ist Anstieg der Rektaltemperatur nach einem flotten Spaziergang, entgegen der ursprünglichen Annahme in keiner Weise als „Zeichen eines aktiven tuberkulösen Herdes mit einer labilen, zur Erhöhung neigenden Temperatur" gewertet werden darf. Die Aufnahme einer größeren Menge kalter Nahrung kann ferner die Rektaltemperatur herabsetzen, Nahrungsaufnahme als solche und die Verdauung können sie steigern. Die rektale Applikation des Thermometers kann das Resultat schließlich auf psychischem Wege im Sinne einer emotionellen Temperatursteigerung beeinflussen. Die Mehrzahl der Fehlerquellen ist bei der Rektalmessung allerdings leicht auszuschalten; es geschieht, wenn wir die Messung in Ruhe, und zwar nach zirka halbstündiger geistiger und körperlicher Ruhe, vor der Mahlzeit und während der Verdauungsruhe vornehmen. Da wir mit der Rektalmessung unter den gegebenen Kautelen der Körperinnentemperatur am nächsten kommen, hat diese die anderen Meßarten in der wissenschaftlichen Medizin zum Teil verdrängt; aus äußeren Gründen aber konnte sie sich in der Allgemeinpraxis nicht einbürgern. Hierzulande wenigstens wird in der Privatpraxis, aber auch in Krankenanstalten fast ausschließlich die axillare Messung geübt. Sie gibt gegenüber der lege artis ausgeführten Rektalmessung einen niedrigeren Wert von ungefähr $^1/_2$ Grad. Auch sie hat Fehlerquellen, die aber ebenso leicht vermeidbar sind: Arbeit der Schulter- und Armmuskulatur steigert die Temperatur; es genügt beispielsweise kräftiges Andrücken des Thermometers an die seitliche Thoraxwand. Nach längerer Abkühlung der offen gehaltenen Achsel wird die Meßdauer verlängert werden müssen, um die Achselhöhle auf die wahre Körpertemperatur zu bringen, insbesondere, wenn sie durch Verdunsten von Schweiß unterkühlt war. Das seinerzeit empfohlene Abtrocknen der Achselhöhle vor der Messung ist nicht notwendig; Feuchtigkeit schafft bessere Wärmeleitung, die mehr Bedeutung hat als etwaige, im übrigen immer vermeidbare Verdunstungskälte. Daß das Quecksilber von der Achselhöhle allseits umschlossen werden, daß eine entsprechend lange Meßdauer (10—15 Minuten) eingehalten werden muß, ergibt sich von selbst. Die orale Messung birgt oft übersehene Fehler: Aufnahme kalter Nahrung, Atmen bei offenem Mund, auch nasale Atmung bei kalter Außenluft erniedrigen, Kauen erhöht das Resultat, so daß wir oral bald höhere, bald niedrigere Temperaturen finden als rektal oder axillar.

Die Normaltemperatur bewegt sich in einer Tageskurve. Diese hat in den Nachmittagsstunden ungefähr zwischen 14 und 20 Uhr (2 und 8 Uhr nachmittags) ihre höchsten Werte, fällt in den Abendstunden erst rasch und dann langsamer um insgesamt zirka einen Grad ab, sie erreicht noch während des Schlafes zwischen 4 und 6 Uhr früh ihr Minimum und steigt im Laufe des Vormittags wieder langsam auf ihr Maximum an. Das Ansteigen der Temperatur zu bestimmten Tagesstunden ist zum Teil durch körperliche und geistige Arbeit, durch Nahrungsaufnahme, Verdauung usw. bedingt, zum Teil aber — auf diesbezügliche Details, ebenso wie auf die Möglichkeit „kosmischer“ Ursachen sei nicht eingegangen — hat auch das Nervensystem an dem Phänomen einen wesentlichen Anteil; analoge Tageskurven finden wir auch im Blutdruck, in der Pulszahl usw. Ebenso wie die Normaltemperatur hat auch das Fieber eine, und zwar analoge Tageskurve. Das Fieber bewegt sich in seltenen Fällen allerdings auch von früh bis in die späten Abendstunden in annähernd gleicher Höhe, in noch selteneren erreicht es erst in den Nacht- oder frühen Morgenstunden seinen Höhepunkt oder tritt sogar nur in den Nachtstunden in Erscheinung; dieses nächtliche Fieber soll schlechte Prognose haben. Die Tageskurve bei Normaltemperatur und im Fieber variiert individuell von Mensch zu Mensch. Die normale Tagesschwankung übersteigt im allgemeinen die Breite von einem Grad nicht.

Welches ist die Maximaltemperatur des gesunden Menschen? Diesbezüglich herrscht in der Literatur Verwirrung, die ihre Erklärung zum Teil darin findet, daß verschiedene Untersucher verschiedene Technik, verschiedene Tageszeiten, auch verschiedene Dauer der Messung gewählt haben. Die Nichtberücksichtigung der verschiedenen Fehlerquellen der Meßmethoden mußte weitere Differenzen bringen. Eine Divergenz der als „normal“ angesehenen Temperatur mußte sich schließlich dadurch ergeben, daß die Definition des „gesunden Menschen“ auf Schwierigkeiten stößt.

Halten wir uns an die Achselmessung, so möchten wir vorläufig ein Tagesmaximum über 37°, die bei einer Messung in Ruhe und Einhalten aller übrigen Vorsichtsmaßregeln erhalten wurde, als erhöhte Körpertemperatur bezeichnen, wobei bei Temperaturen über diese Höhe erst zu untersuchen bleibt, ob die erhöhte Temperatur tatsächlich als krankhafte Steigerung, als Fieber zu werten ist. In dem Abschnitt über subfebrile Temperaturen (s. S. 38) findet diese Einschränkung ihre ausführliche Begründung. Hier sei nur festgestellt, daß geringe Temperaturerhöhungen über 37° ebenso bei Individuen gefunden werden können, die sich vom Normalen in nichts oder nur in bestimmten vegetativen Stigmen unterscheiden, wie bei solchen, die aus einer der früher aufgezählten Fieberursachen eine schwache Fieberreaktion zeigen. Daraus folgt, daß es eine absolute, in Zehntelgraden definierbare normale Maximaltemperatur nicht gibt; alle zur Eruierung der „normalen Maximaltemperatur“ angestellten Serienmessungen können daher zu keinem Ergebnis führen. Nur eine genaue Untersuchung und eine exakte Diagnostik erlauben im Einzelfalle die Entscheidung, ob eine „subfebrile“ Temperatur tatsächlich febril, d. h. krankhaft ist. Im übrigen kann auch eine Temperatur unter 37° Fieber bedeuten; einige Autoren haben mit Nachdruck darauf hingewiesen, daß eine Temperatur von 36,9°, am Morgen gemessen, bei bestimmten Individuen als Fieber zu werten sein kann.

Die unter allen Kautelen gemessene Rektaltemperatur übersteigt die Achseltemperatur zumeist um zirka 0,5°, die orale Temperatur um zirka 0,2—0,3°. Daß axillare, rektale und orale Temperatur nicht immer parallel gehen, ergibt sich aus dem vorher Gesagten. Fasten senkt die Temperatur zumeist um ungefähr $^1/_2$ Grad, nach manchen Autoren soll die Hauptwirkung des Fastens darin bestehen, daß sich der Umfang der Schwankungen der Tageskurve vermindert.

Bei dem Versuch, in Ambulanzen durch Massenmessungen offenbar Gesunder eine Normaltemperatur des Menschen zu finden, wurde in zahlreichen Reihenversuchen immer wieder ein höherer Prozentsatz von Individuen, häufiger Frauen als Männern, mit einer erhöhten Körpertemperatur gefunden. So hat Nirenstein in Wien bei 91% der untersuchten Frauen subfebrile Temperaturen festgestellt, bei 66% von diesen Temperaturen von 37,1—37,4, bei 33% bis 37,5°. Frisch fand bei gesunden Bewerberinnen für eine Krankenpflegeschule und ebenso auch bei gesunden Graviden bei einmaliger Messung vielfach Werte über 37—37,6°. Diese interessanten Feststellungen besagen aber keineswegs, daß derartige Temperaturen als maximale Normaltemperaturen zu betrachten wären. Personen, die eine öffentliche Ambulanz, die den Arzt aufsuchen, oder gar Personen, deren Anstellung von einem ärztlichen Attest abhängt, sind erregt und unter derartigen Umständen gefundene Temperaturerhöhungen sind als emotionelle zu werten. Bei Besprechung der subfebrilen Temperaturen kommen wir auch auf diese Verhältnisse zurück.

Ein Umstand soll noch kurz erörtert werden, die Simulation. Sowohl im Spital wie im Privathaus erlebt man nicht selten, daß der Simulant Fieber vortäuscht, indem er das Thermometer auf irgendeine Weise zum Steigen bringt. Langdauerndes kräftiges Anpressen des Thermometers gegen die Thoraxwand, rasches kräftiges Reiben des Quecksilbers, Anhalten des Thermometers an einen heißen Gegenstand, an einen Thermophor, an eine Lampe, angestrengte Muskelarbeit usw. kommen in Betracht. Die Quecksilbersäule kann ferner durch Klopfen am oberen Ende des Thermometers zum Steigen gebracht werden; wenige kurze Schläge lassen das Thermometer auf jede beliebige Höhe einstellen. Der Simulant gibt sich unter Umständen den Anschein, mit diesen Schlägen das Thermometer herunterzuschlagen, zumal wenn er beobachtet wird und die höhere Einstellung insgeheim nicht durchführen kann. Bei schwer erklärbarem Fieber bei anscheinend Nichtkranken empfiehlt es sich daher, persönliche Kontrollmessungen vorzunehmen, um nicht Tage, Wochen und sogar Monate hindurch irregeführt zu werden. Man geht hierbei am besten so vor, daß man unter dem Vorwand der Notwendigkeit von Vergleichsmessungen das Thermometer gleichzeitig axillar und rektal einlegt und den Patienten während des Messens dauernd beobachtet. Derartige Kontrollen sollten in jedem Falle, in welchem eine Diskrepanz zwischen Fieber oder Fieberhöhe und übrigen klinischen Erscheinungen bestehen, durchgeführt werden; man kann so, wie mich eigene Erfahrung gelehrt hat, Simulation in Fällen aufdecken, bei welchen man eine solche vorerst nicht für möglich gehalten hätte.

Bei Kranken sind Vergleichsmessungen zwischen Axilla und Rektum dann von einem gewissen Wert, wenn Anhaltspunkte für eine Entzündung im Becken gesucht werden. Differenzen, die über $^1/_2$ Grad hinausgehen, sprechen für entzündliche Adnexerkrankungen, Appendizitis, Douglasabszeß usw. Vergleichsmessungen sind also, allerdings nur mit großer Vorsicht, unter Umständen differentialdiagnostisch verwertbar.

Die Durchführung der Messung wird man vielfach dem Kranken selbst anvertrauen. Hierbei ist darauf hinzuweisen, daß eine erhöhte Körpertemperatur, insbesondere bei länger dauernder Krankheit, zur Beunruhigung des Patienten führt, die einerseits zu emotionellen Temperatursteigerungen führen und andererseits in eine Thermometromanie ausarten kann. In solchen Fällen wird man manchmal sogar gezwungen sein, auf die Temperaturmessung vorübergehend zu verzichten.

Auf dem Kontinent wird die Körpertemperatur nach Celsius, in England und in Amerika nach Fahrenheit gemessen. Auf der Skala von Fahrenheit liegt der Nullpunkt 32 Grade unter dem Gefrierpunkt. Die Umrechnung der Temperatur nach Celsius- in die nach Fahrenheit-Graden und umgekehrt, geschieht nach der Formel:

$$F = 32 + \frac{9}{5} C \text{ oder } C = (F - 32) \cdot \frac{5}{9}.$$

Die folgende Tabelle gibt Fiebertemperaturen in Celsius und Fahrenheit an:

Fahrenheit	110	109	$108^1/_2$	107	$106^1/_4$	106	105	104	103	102
Celsius	43,33	42,78	42,5	41,67	41,25	41,11	40,55	40	39,44	38,89

Fahrenheit	$101^3/_4$	101	100	$99^1/_2$	99	98	$97^1/_4$	97	96	95
Celsius	38,75	38,33	37,78	37,5	37,22	36,67	36,25	36,11	35,5	35,0

Klinik des Fiebers.

Diagnostische und prognostische Bemerkungen.

Fieber unterscheidet sich in der Dauer, in der Höhe und in der Temperaturkurve. An dieser sind die Art des Anstieges, etwa begleitende Fröste oder Schüttelfröste, der Verlauf des Fiebers auf seine Höhe und schließlich die Art seines Abfalles zu berücksichtigen. Die Beachtung der aufgezählten Bestimmungsstücke des Fiebers ist diagnostisch, manchmal auch prognostisch von Bedeutung. Dies soll in Kürze gezeigt werden.

Die Dauer des Fiebers diagnostisch und prognostisch zu verwerten, ist in manchen Fällen möglich. Die bei einem Patienten anamnestisch erhobene oder beobachtete Dauer eines bis dahin nicht geklärten Fiebers läßt differentialdiagnostisch manchmal eine Reihe von Krankheiten ausschließen oder auch in Betracht ziehen. Ein 10—15wöchiges Fieber wird z. B. eine Bangkrankheit erwägen, einen Typhus mit Wahrscheinlichkeit ablehnen lassen. Umgekehrt wird der plötzliche Abfall eines zehntägigen Fiebers bei einem Patienten, der einen typhösen Affekt geboten hatte und bei dem am Vortag die Wahrscheinlichkeitsdiagnose Typhus abdominalis gestellt worden war, die Annahme mit Wahrscheinlichkeit fallen lassen. Sinkt ein ungeklärtes höheres Fieber nach zirka 8—10 Tagen nicht zur Norm, so ist die bis dahin gestellte (Verlegenheits-) Diagnose Grippe bei Ausschluß einer Pneumonie zumeist abzulehnen. Die Prognose eines Typhus abdominalis gilt als günstig, wenn das Höhestadium des Fiebers 1—$1^1/_2$ Wochen gedauert hat; es sind dann auch im weiteren Verlauf Komplikationen zumeist nicht zu befürchten. Daß eine langsame, graduelle und mehrere Tage anhaltende Temperatursenkung das Abklingen einer Infektion anzeigt und somit ein prognostisch günstiges Zeichen ist, lehrt die tägliche Erfahrung.

Die Höhe des Fiebers ist diagnostisch und prognostisch von größter Bedeutung. Ganz abgesehen davon, daß bestimmte Krankheiten regelmäßig nur mit subfebrilen Temperaturen einhergehen, andere hohe Temperaturen aufweisen, wodurch eine grobe differentialdiagnostische Scheidung möglich ist, lassen sich Beispiele anführen, wo selbst Unterschiede von nur einem Grad in der absoluten Fieberhöhe diagnostisch wertvoll sind. Bei der oft schwierigen Differenzierung einer Pleuritis und einer Pneumonie mit begleitender Pleuritis (sicca oder exsudativa) wird eine Temperatur, die 40° erreicht oder überschreitet, die Pneumonie nahezu beweisen, ja, man kann sogar sagen: eine akute Erkrankung, bei welcher die Temperatur unter Schüttelfrost am ersten Tage 40° erreicht, ist, auch bei vollständig negativem Lungenbefund, mit Wahrscheinlichkeit eine kruppöse Pneumonie; man hat vor allem an die Oberlappenpneumonie zu denken, da sich diese oft selbst mehrere Tage lang in der physikalischen Untersuchung nicht dokumentiert. Eine Pleuritis exsudativa und ein Pleuraempyem, die bei der physikalischen Untersuchung das gleiche Bild geben, unterscheiden sich im Fieberverlauf, zumeist aber auch in der absoluten Fieberhöhe. Temperaturen von 40° und darüber sprechen für einen Eiterherd. Lange andauerndes und sehr hohes Fieber bei Pneumonie läßt an Abszedierung denken, sehr hohe Temperaturen, die sich bei bereits abklingender Pneumonie einstellen, lassen vor allem ein postpneumonisches Empyem erwägen. Wenn Zeichen eines Pleuraergusses fehlen, wird an die Möglichkeit eines Interlobärempyems gedacht werden müssen; gerade bei dem dem physikalischen Nachweis oft nicht zugänglichen interlobären Empyem ist die hohe Temperatur häufig der einzige Anhaltspunkt für die Vermutungsdiagnose. Sehr hohe Temperaturen im Beginne einer Meningitis sprechen eher für die epidemische und gegen die tuberkulöse Form der Erkrankung. Sehr hohe, insbesondere mit Schüttelfrost eingeleitete Temperaturen bei Rhinitis oder Tonsillitis können den Verdacht auf die erysipelatöse Natur der Affektion erwecken. Wie sehr die Höhe des Fiebers bestimmte Krankheiten charakterisiert, ließe sich an einer großen Anzahl von Beispielen zeigen. Die akute Polyarthritis, die Parotitis epidemica übersteigt nur selten 39,5⁰, auch die rheumatische Endokarditis fiebert nur selten höher; bei der kruppösen Pneumonie, beim Erysipel, beim Rückfallfieber und Fleckfieber ist Fieber über 40⁰ an der Tagesordnung. Andere Infektionskrankheiten wieder verlaufen regelmäßig mit sehr geringen Temperatursteigerungen, das Fieber übersteigt kaum 38⁰, wie bei Rubeolen, der Dysenterie, dem Keuchhusten usw.; in der Mehrzahl der Fälle fiebern auch die Masern nur bis 38⁰. Die absolute Höhe des Fiebers ist auch prognostisch verwertbar; man kann ganz allgemein sagen, daß die Höhe der Temperatur mit der Schwere des Falles parallel geht. Beim Abdominaltyphus gilt die Regel, daß andauerndes Fieber zwischen 40 und 41⁰ im Höhestadium eine schlechte Prognose gibt.

Wir hatten bisher die Maximaltemperatur im Auge, auf die es ja meistens vornehmlich ankommt. Auch die Höhe der Minimaltemperatur ist aber manchmal zu berücksichtigen. Auf das septische Fieber mit der hohen Differenz zwischen Tagesmaximum und Tagesminimum kommen wir später zurück. Hier soll nur darauf hingewiesen werden, daß nach Bacmeister bei Lungentuberkulose die Minimaltemperaturen von der Intensität des Prozesses beeinflußt werden; sind bei kontinuierlichem oder leicht remittierendem Fieber die Minimaltemperaturen relativ hoch, so muß angenommen werden, daß im Körper chronisch-entzündliche Vorgänge mit weiterer Ausbreitung des Tuberkuloseprozesses stattfinden. Insbesondere bei niederer Maximaltemperatur soll eine relativ hohe Minimaltemperatur einen langsamen und stetigen Fortschritt des Prozesses anzeigen.

Viel aufschlußreicher als Dauer und Höhe ist der Verlauf des Fiebers, der ja der Temperaturerhöhung in erster Linie den Stempel aufdrückt. Beginn und Abfall sind für die Charakteristik ebenso bedeutsam wie der übrige Verlauf.

Der Beginn des Fiebers kann ein rascher, steiler oder langsam schleichender sein. Der rasche Anstieg ist viel häufiger, wir können vorwegnehmen, daß der rasche Abfall seltener ist als der lytische.

Die Mehrzahl der Infektionskrankheiten haben einen raschen Fieberanstieg, innerhalb 1—3 Tage ist die maximale Fieberhöhe erreicht. Die schnellen Anstiege sind häufig von Frost oder Schüttelfrost begleitet. Daß dieser rasche, mit Schüttelfrost begleitete Fieberanstieg diagnostisch verwertbar und manchmal für die Diagnose sogar ausschlaggebend ist, ist allgemein bekannt. Wir verweisen neuerlich auf die Pneumonie: In epidemiefreier Zeit, in malariafreier Gegend ist ein akutes Fieber, das mit Schüttelfrost einsetzt und sofort gegen 40° ansteigt, bei Fehlen sonstiger Zeichen fast sicheres Symptom einer kruppösen Pneumonie.

Soll ein Schüttelfrost diagnostisch verwertet werden, müssen wir zwischen Frösteln und Schüttelfrost allerdings scharf unterscheiden. Die Mehrzahl der Fieber, auch jene, die langsam ansteigen, auch das Einsetzen subfebriler Temperatursteigerungen, ist häufig von einem Kältegefühl, von einem leichten Frösteln begleitet; es wird als „kaltes Überlaufen" oder „Kälteschauer" empfunden und geschildert. Wenn wir auch zugeben müssen, daß zwischen diesem Kältegefühl, dem Frösteln, und einem „Schüttelfrost" alle Übergänge bestehen, so müssen wir für einen diagnostisch verwertbaren Schüttelfrost aber ganz andere Kriterien verlangen. Der „Schüttelfrost" wird als ein Kälteschauer empfunden, der weder durch wärmende Hüllen noch durch Heizkissen noch durch Aufnahme heißer Flüssigkeit usw. gelindert wird; er ist nicht nur von leichtem, sondern von allerschwerstem Muskelzittern, in der Regel mit kräftigem Zähneklappern, begleitet und erinnert manchmal an klonische Zuckungen der Muskulatur. Der Betroffene ist im schweren Schüttelfrost nicht mehr fähig zu gehen oder irgendeine Arbeit zu verrichten, er muß liegen. Die Empfindungen der Patienten werden verschieden wiedergegeben. Die einen sprechen von einem höchstgradigen inneren Frieren, manche haben den Eindruck, daß die Eingeweide, Lunge, Herz, auch Baucheingeweide, mit rasender Schnelligkeit hin und her geschleudert werden, andere haben die Empfindung, als ob die Lungenspitzen mit großer Kraft und in rascher Folge gegen die Thoraxwand geschlagen würden. Das Phänomen ist von schwerstem Krankheitsgefühl begleitet. „Die Kälte beutelt die Seele aus dem Leib", „es zuckt und zittert und krampft, als ob das Bett zerschlagen werden würde" — diese Schilderungen geben die Schwere des Zustandes am besten wieder. Wer je einen Schüttelfrost selbst erlebt, wer einen schweren Schüttelfrost eines Malariakranken gesehen hat, wird den Unterschied zwischen Frösteln und Schüttelfrost erst richtig würdigen. Differentialdiagnostisch kann ein derartiger Schüttelfrost unter Umständen entscheiden. In der schwierigen Differentialdiagnose zwischen Lobulär- und Lobärpneumonie z. B. entscheidet er für die Lobärpneumonie. Ein Typhus abdominalis und ein Typhus exanthematicus sind in den ersten Tagen oft schwer voneinander zu unterscheiden, ein Schüttelfrost spricht fast mit Sicherheit für den Exanthematicus, da dieser fast regelmäßig, jener außerordentlich selten von einem Schüttelfrost eingeleitet wird. In der Reihe der akuten Infektionskrankheiten sind die Schüttelfröste bei der Malaria, der Weilschen Krankheit, dem Wolhynischen Fieber, bei der Sepsis, der initiale Schüttelfrost beim Erysipel und bei der Febris recurrens allgemein bekannt. Auch der Lungenmilzbrand und die Poliomyelitis haben raschen Fieberanstieg mit Schüttelfrost. Häufig, jedoch nicht so regelmäßig sieht man Schüttelfrost bei der Variola und der epidemischen Meningitis; ausnahmsweise werden auch eine Grippe, eine Trichinose, eine Bangsche Krankheit, eine Polyarthritis rheumatica von ihm eingeleitet.

Alle genannten Krankheiten mit initialem Schüttelfrost haben einen steilen initialen Temperaturanstieg; auch wenn sie nicht mit Schüttelfrost einsetzen, ist die Maximaltemperatur innerhalb von 1—3 Tagen erreicht. Einen analogen steilen Anstieg ohne Schüttelfrost sieht man beim Scharlach, der bereits am ersten Tage oft eine Temperatur von 39 und 40° zeigt, beim Papatatsi-Fieber, bei der Grippe. Auch der Schüttelfrost kann prognostische Bedeutung gewinnen, wenn er gehäuft auftritt. Sepsisfälle mit häufigen Schüttelfrösten lassen einen schweren Verlauf voraussehen.

Für einen langsamen Fieberanstieg ist der Typhus abdominalis ein markantes Beispiel. Der Anstieg ist in der Regel ein schleichender, stufen- oder treppenförmiger; erst am 3.—5. Tag wird die hohe Temperatur erreicht. Die Masern beginnen schleichend mit den leichten Temperatursteigerungen des Prodromalstadiums, auch die tuberkulöse Meningitis hat meistens einen langsamen Anstieg.

Bestimmte Infektionskrankheiten sind in ihrem Initialstadium durch eine kurzdauernde Fieberperiode, durch ein „V o r f i e b e r“ ausgezeichnet, nach dessen Abklingen erst die Hauptfieberperiode einsetzt. Die Temperaturkurve erhält so ein charakteristisches Aussehen. Hierher gehören die Variola, das Dengue-Fieber, die Varizellen und die Morbillen. Bei der Variola setzt das Vorfieber aus bestem Wohlbefinden oft mit Schüttelfrost ein und erreicht am gleichen Tage 39—40°. Es folgt eine Kontinua, die nach dreitägiger Dauer mit dem Ausbruch des Exanthems lytisch zur Norm abfällt, die zweite längerdauernde Fieberperiode beginnt mit der Suppuration der Bläschen zirka am zehnten Krankheitstag. Die Dengue beginnt mit einer kurzdauernden Fieberperiode, der nach eintägiger Remission die Hauptfieberperiode folgt. Die Masern haben ein dreitägiges Vorfieber, mit Ausbruch des Exanthems steigt die Temperatur neuerlich an. Bei den Varizellen stellen prodromale leichte Temperatursteigerungen mit Frösteln das Vorfieber dar, dem bei Exanthemausbruch das Hauptfieber folgt.

Dem Verlauf des Fiebers nach unterscheiden wir ein kontinuierliches, ein remittierendes, ein intermittierendes und ein rekurrierendes Fieber. Das kontinuierliche, re- und intermittierende Fieber unterscheiden sich durch die Größe der Differenz zwischen Maximum- und Minimumtemperatur in der Tageskurve; beim kontinuierlichen Fieber bewegt sich die Kurve annähernd in gerader Linie, die Spannung zwischen Maximum und Minimum beträgt kaum 1°, oft kaum $^1/_2$°, beim remittierenden sind die Ausschläge größer, das Tagesminimum nähert sich aber nicht der Norm, beim intermittierenden finden sich die größten Spannungen zwischen höchster und niedrigster Tagestemperatur und das Minimum geht nahe der Norm, zur Norm oder auch darunter.

Die Nomenklatur drückt den Charakter der Fieberarten unmittelbar aus. Zwischen kontinuierlichem und re- und intermittierendem und zwischen remittierendem und intermittierendem Fieber bestehen fließende Übergänge; man sieht kaum je eine Kontinua, die nicht kleine Remissionen zeigt, und zwischen re- und intermittierendem Fieber besteht nur ein gradueller Unterschied hinsichtlich der Tiefe der Remission. Hohe, unregelmäßige, intermittierende oder wenigstens tief remittierende Fieber werden vielfach auch als septische Fieber bezeichnet. Eine besondere Stellung nimmt das rekurrierende Fieber ein, bei welchem bald kürzere, bald längere Fieberperioden mit bald kürzeren, bald längeren fieberfreien Intervallen abwechseln. Der Fieberverlauf ist diagnostisch außerordentlich bedeutsam, denn fast allen Infektionskrankheiten, zumal den akuten, ist eine typische Fieberkurve eigen.

Haben wir eben darauf hingewiesen, daß kontinuierliches und re- und intermittierendes Fieber vielfach ineinander übergeht, so können doch bestimmte Krankheiten genannt werden, für welche die Kontinua die charakteristische Fieberkurve darstellt. Hierher gehört die kruppöse Pneumonie; eine ausgesprochene Kontinua wird zwischen einer kruppösen und konfluierenden katarrhalischen Pneumonie in der Differentialdiagnose zugunsten der kruppösen entscheiden, und wird unter Umständen die vorsichtige Voraussicht einer baldigen Krisis erlauben. Nach dem oben beschriebenen treppenförmigen Anstieg hat der Typhus abdominalis im Höhestadium meistens ein kontinuierliches Fieber, welches sich nach zirka 10—30 Tagen in ein remittierendes, langsam abfallendes Fieber auflöst. Der Flecktyphus hat in typischen Fällen eine Kontinua, die vom ersten Tage an bestehen kann, die Tagesdifferenz zwischen Maximum und Minimum beträgt oft kaum einen halben Grad. Die Bangsche Krankheit, die im übrigen durch ein re- und intermittierendes Fieber ausgezeichnet ist, weist in den ersten 7—10 Tagen der ersten Fieberperiode oft eine Kontinua auf; ähnlich liegen die Verhältnisse beim Morbus Weil, der in seiner ersten Fieberperiode auch eine Kontinua zeigen kann. Auch Fälle hochfieberhafter Trichinose können anfangs kontinuierlich fiebern. Die Miliartuberkulose hat in zirka einem Drittel der Fälle in den ersten zwei Wochen kontinuierliches Fieber. Selten findet sich dieser Fiebertypus bei der epidemischen Meningitis, noch seltener bei der Parotitis und beim Gelbfieber in der ikterischen Phase. Bemerkenswert bleibt, daß eine reine Kontinua sich fast nur in hohen Fieberlagen, um 39° und darüber, findet.

Alle genannten Krankheiten können auch ein re- und intermittierendes Fieber zeigen, jenen Fiebertypus, dem die Mehrzahl der fieberhaften Krankheiten folgen. Als Beispiele seien angeführt: rheumatische Polyarthritis, Parotitis, Diphtherie, Endokarditis, Masern, Miliartuberkulose, Tuberkulose überhaupt, Grippe, Erysipel, Malaria tropica, alle septischen Zustände. Bei den septischen Zuständen lassen sich aus dem Fieberverlauf keine sicheren Rückschlüsse auf den Erreger ziehen, als wenig verläßlicher Anhaltspunkt mag gelten, daß Streptokokken zu einem regelmäßig intermittierenden Fieber oder zu einer Kontinua, Staphylo- und Pneumokokkeninfektionen zu unregelmäßig remittierendem, Coli- und Gonokokkeninfektionen zu steilen Intermissionen neigen; differentialdiagnostisch bietet das re- und intermittierende Fieber daher kaum Anhaltspunkte. Prognostisch kann die Tatsache erwähnt werden, daß tiefe und steile Intermissionen, das Charakteristikum des „septischen“

Richtigstellung

der Abbildungsunterschriften auf Seite 28.

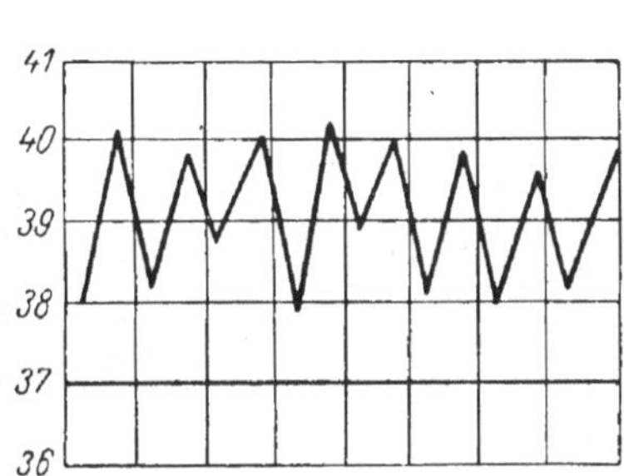

Remittierendes Fieber

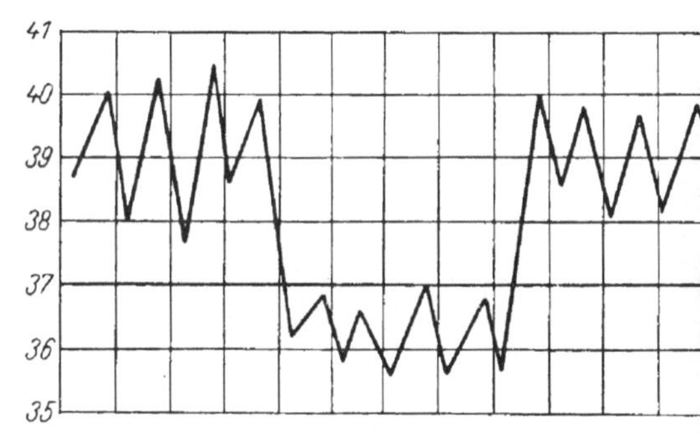

Rekurrierendes Fieber

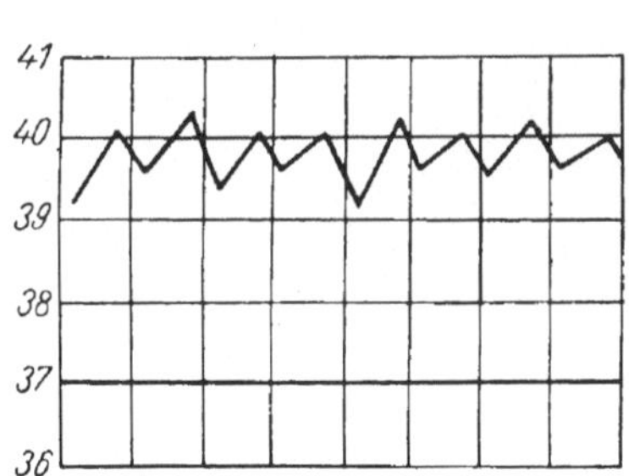

Kontinuierliches Fieber

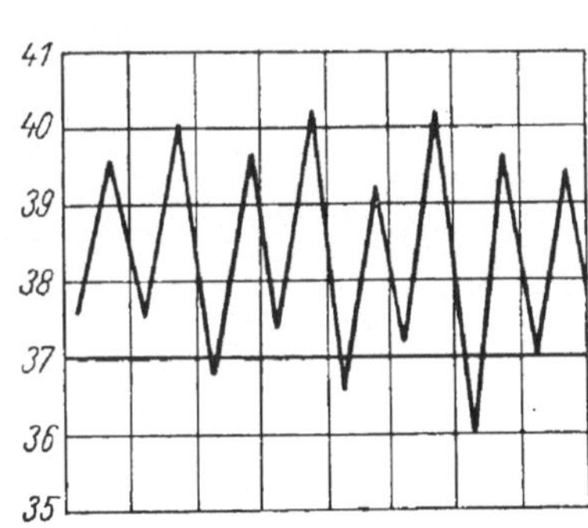

Intermittierendes Fieber

Fiebers, insbesondere bei hohen Temperaturen einen schweren Verlauf anzeigen.

Bei dem rekurrierenden Fieber fällt das Fieber nach kürzerer oder längerer Fieberperiode für einen oder mehrere Tage oder auch für eine oder mehrere Wochen zur Norm, um sich dann zu einer neuen Fieberwelle zu erheben. Dieser Fiebertypus kommt bestimmten Krankheiten zu, wobei die Länge der Fieberperioden und der Intervalle, die Kurve der einzelnen Fieberperiode und die Höhe des Fiebers diagnostisch von größter Bedeutung sind.

Das Fieber, welches am regelmäßigsten rekurriert, ist das der Malaria tertiana und quartana. Nach einem Intervall von einem (tertiana) oder von zwei Tagen (quartana) erhebt sich das Fieber unter Schüttelfrost steil auf 39 oder 40°, um nach mehreren Stunden kritisch oder auch lytisch unter Schweißausbruch wieder zur Norm zu fallen. Die Regelmäßigkeit der Fieberwelle ist eine so große, daß der Fieberanfall sogar oft in die gleiche Tagesstunde fällt oder daß sich der Schüttelfrost und der neuerliche Fieberanstieg immer nach einer genau gleichen Anzahl von Stunden einstellen, die bei einer Malaria tertiana z. B. regelmäßig 38 Stunden betragen kann. Bei der Febris recurrens kommt es auch unter steilem, meistens mit Schüttelfrost einhergehendem Anstieg zu einer 5—7 Tage dauernden kontinuierlichen oder unregelmäßigen remittierenden Fieberperiode, die kritisch abfällt. Nach einem Intervall von 5—7 Tagen, meistens von 7 Tagen, folgt im allgemeinen unter weniger stürmischen Erscheinungen ein kürzerdauernder Anfall und derartige Fieberwellen und Intervalle können sich mehrmals wiederholen. Auch bei der Weilschen Krankheit setzt die erste Fieberwelle mit Schüttelfrost ein und dauert zirka eine Woche (5—10 Tage); nach lytischem Abfall folgt ein fieberfreies Intervall von 4 bis 5 Tagen, dem neuerdings eine Fieberwelle geringerer Höhe mit unregelmäßigen Remissionen folgt. Die zweite Fieberwelle kann allerdings auch vollständig fehlen. Ein typisches rekurrierendes Fieber mit langdauernden Fieberperioden und längeren Intermissionen zeigt die Febris melitensis, die verwandte Bangsche Krankheit und das Lymphogranulom. Das Lymphogranulom folgt dem Fiebertypus des Maltafiebers so weitgehend, daß man bei ihm auch von einem Melitensistypus des Fiebers spricht. Bei diesen Krankheiten verläuft das Fieber, welches periodenweise an- und abschwillt und daher die Bezeichnung undulierendes Fieber erhalten hat, folgendermaßen: Nach einem schleichenden oder steilen Beginn mit Schüttelfrost erreicht das

Fieber rasch eine Höhe von 39—40⁰, verläuft eine Zeit als Kontinua, um alsbald einen remittierenden Charakter mit Tagesschwankungen von zirka 2⁰ anzunehmen. Das Tagesmaximum nimmt dann langsam ab, und nach 2—3 Wochen sind subfebrile oder normale Temperaturen erreicht. Nach einem Intervall von 10—20 Tagen kommt es neuerlich zu einer ähnlichen Fieber-

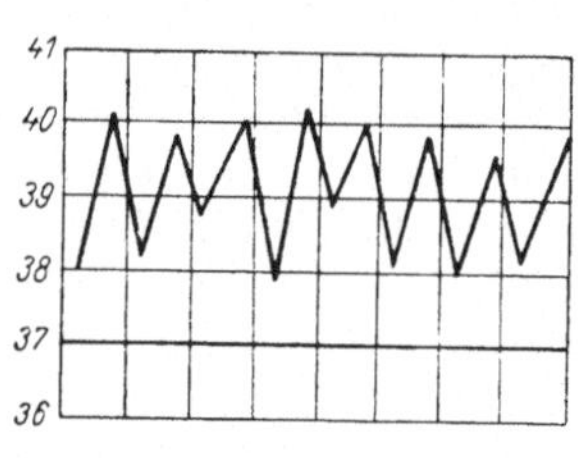

Kontinuierliches Fieber

Intermittierendes Fieber

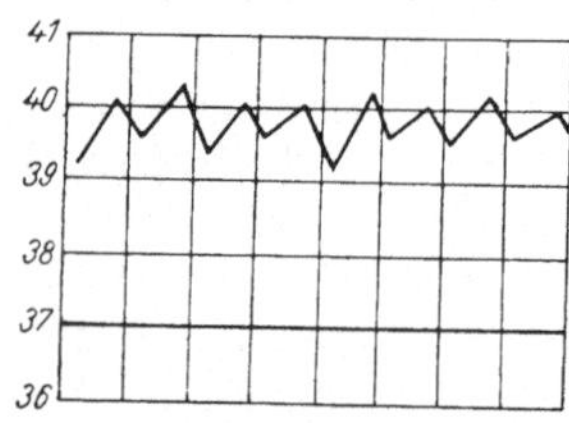

Remittierendes Fieber

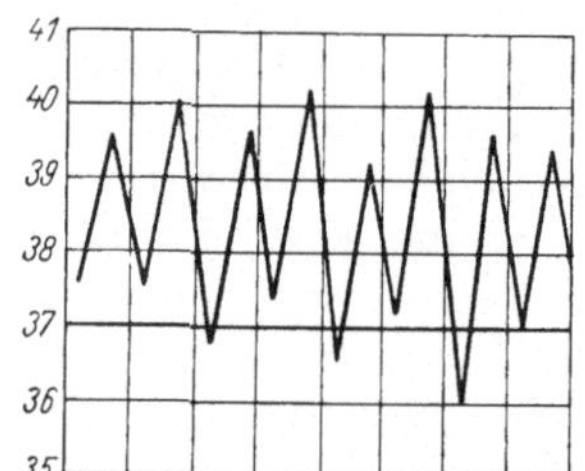

Rekurrierendes Fieber

welle und derartige Perioden remittierenden Fiebers können sich mit den entsprechenden Intermittenzen vielfach wiederholen. Auf Abweichungen vom geschilderten Typus kommen wir in der speziellen Pathologie des Fiebers zurück. Die Bangsche Krankheit und das Maltafieber haben eine Durchschnittsdauer von $2^1/_2$ Monaten, es kommt aber auch jahrelanger Verlauf vor; beim Lymphogranulom kann sich der Fiebertypus mehr oder minder regelmäßig, oft auch mit langen Intervallen durch viele Jahre wiederholen. Auch die Schlafkrankheit, die Kala-Azar, das Fünftagefieber, das Wolhynische Fieber, die japanische Rattenbißkrankheit (Sodoku) haben Fieber rekurrierenden Charakters.

Abgesehen von den genannten spezifischen Infektionskrankheiten, bei welchen die Rekrudeszenz zum Teil offenbar vom Erreger selbst unmittelbar abhängt, wie bei der Malaria, kennt die Klinik eine Reihe unspezifischer Zustände, in welchen rekrudeszierendes Fieber beobachtet wird, dem diagnostische und prognostische Bedeutung zukommt. Nach einer etwas protrahiert verlaufenden, aber auch nach einer einfachen Grippe erlebt man zuweilen anläßlich eines ersten Ausganges eine erste neuerliche Fieberwelle, ohne daß man bei der physikalischen Untersuchung über den Lungen einen pathologischen Befund hätte erheben können. Schon diese erste Rekrudeszenz des Fiebers, insbesondere aber eine etwaige zweite, die sich nach Abklingen der ersten und einem kurzen fieberfreien Intervall oft wieder nach dem ersten Ausgang eingestellt hat, macht es sehr wahrscheinlich, daß eine der physikalischen Untersuchung nicht zugängliche, entzündliche Lungen-Pleura-Erkrankung vorliegt. Hierher gehört z. B. ein Fall eigener Erfahrung, bei welchem nach drei derartigen Fieberschüben, die sich regelmäßig an den jeweils ersten Ausgang angeschlossen hatten, röntgenologisch ein dem Herzen angelagerter mediastinaler schmaler Erguß nachgewiesen werden konnte. In anderen Fällen kommen zentrale, katarrhalisch-pneumonische oder kleine und deshalb nicht auffindbare Herde in Frage, die erst nach einer längerdauernden Behandlung ausheilen und die bei einem vorzeitigen Verlassen des Bettes zu den geschilderten Fieberbewegungen Anlaß geben. Derartige immer wiederkehrende Fieberwellen nach initialer Grippe sind also immer auf chronisch-pneumonische Herde, kleine oder mediastinal liegende Pleuraexsudate oder Schwarten mit dahinterliegendem verdichtetem Lungengewebe verdächtig. Rekurrierendes Fieber sieht man ferner nicht selten bei Pyelitiden; auch Neoplasmen fiebern vielfach mit Intervallen, die offenbar von schubweisem Zerfall abhängen. Bei der Periarteriitis nodosa ist rezidivierendes Fieber als Typus beschrieben; die Fieberwellen entsprechen einem Wiederaufflackern der Infektion, die der Krankheit ja zugrunde liegt. Auch die Dengue gehört hierher; bei der Meningitis epidemica wird, allerdings selten, ein rekurrierender Fiebertypus beobachtet, bei welchem die fieberfreien Intervalle nur Stunden oder auch Tage andauern können. Es versteht sich, daß bei allen Infektionen, bei welchen sich der Krankheitsprozeß schubweise verschlimmert, wie bei der Tuberkulose, bei der rheumatischen Polyarthritis, bei welcher Gelenksprozeß und Fieber meistens Hand in Hand gehen, und bei einem Abdominaltyphus mit Spätrezidiv, oder bei welchen die Krankheit aus welcher Ursache immer wieder aufflackert oder durch interkurrente Fieber kompliziert wird, Temperaturkurven eines rekurrierenden Fiebers resultieren können, die durch Zufall auch recht regelmäßige Wellen erkennen lassen. Die Erhöhungen und Senkungen eines Fiebers menstrueller Natur können unter Umständen eine Infektion mit rekurrierendem Fieber vortäuschen.

Der Abfall des Fiebers erfolgt kritisch oder lytisch. Im allgemeinen ist der lytische Abfall häufiger als der kritische. Kritischen Abfall haben in der Regel die kruppöse Pneumonie, die Masern, Fleckfieber, Malaria tertiana und quartana, seltener der Scharlach und die Febris recurrens; entgegen der Regel können auch diese Krankheiten lytisch abfiebern, es sei an das nicht so seltene lytische Abfiebern der kruppösen Pneumonie, selbst an den lytischen Abfall der Malariaattacken erinnert. Der kritische Abfall ist meistens von Schweißausbrüchen begleitet, der Puls kehrt zur Norm zurück. Schweißausbrüche bei Fieberanstieg — dies sei hier nebenbei erwähnt — sind nur beim Erysipel bekannt. Die Mehrzahl der übrigen fieberhaften Krankheiten zeigen lytischen Fieberabfall. Die Parotitis, die Variola, die Grippe, die Meningitis epidemica, die Enzephalitis, die akute Polyarthritis, die Endocarditis rheumatica, die Angina tonsillaris, die meisten septischen Erkrankungen, die Endokarditis, die Pyelitis, die Mehrzahl der Scharlach- und Diphtheriefälle usw. klingen langsam ab.

Vor dem endgültigen Abfall kann man bei bestimmten Krankheiten Pseudokrisen sehen, eine vorübergehende kurzdauernde tiefe Remission. Am bekanntesten ist sie bei der kruppösen Pneumonie. Sie ist meistens daran erkennbar, daß die Pulszahl trotz tiefen Fieberabfalls hoch bleibt und daß sich auch am übrigen schweren Zustand des Patienten nichts ändert. Auch der Flecktyphus hat knapp vor seinem Ende nicht selten eine Pseudokrise; beim Abdominaltyphus und bei Febris recurrens sind derartige Erscheinungen seltener. Das Auftreten von Pseudokrisen ist prognostisch insoweit zu verwerten, als bei ihrem Einsetzen ein baldiges Ende des Fiebers zu erwarten ist.

Der kritische Abfall des Fiebers bei einer kruppösen Pneumonie fällt nicht unbedingt in die Zeit der beginnenden Lyse. Die Fieberkurve entspricht also nicht dem anatomischen Geschehen; nach der Entfieberung kann der physikalische Befund der Lungeninfiltration noch längere Zeit unverändert anhalten. Es ist mit Wahrscheinlichkeit anzunehmen, daß der Fieberabfall mit Immunisierungsvorgängen zu tun hat, daß die Krise eintritt, wenn die Abwehrkräfte einen derartigen Grad erreicht haben, daß die toxischen Produkte der Infektionskrankheit paralysiert werden. Auch den Pseudokrisen dürften ähnliche Vorgänge zugrunde liegen.

Von Pseudokrisen und kritischem Temperaturabfall streng zu unterscheiden sind Kollapstemperaturen, die bei allen schweren Infektionskrankheiten beobachtet werden können. Unter kaltem Schweißausbruch, Steigen der Pulszahl, Sinken des Blutdruckes, Hypotonie der Gefäße und peripherer Zirkulationsschwäche sinkt die Temperatur plötzlich zur Norm oder, wie zumeist, unter die Norm, ein Zustand, der den Stempel des akut Bedrohlichen an sich trägt. Diese Kollapstemperaturen treten bei schwer toxischen Infektionen auf, sie können unter Umständen auch durch toxische Medikamente, z. B. durch Trypaflavin ausgelöst werden. Im Gegensatz zu den Untertemperaturen im Temperaturkollaps sind jene Untertemperaturen als durchaus harmlos zu werten, welche sich nicht selten nach durchgemachter längerdauernder Fieberkrankheit in der Rekonvaleszenz bei gutem Allgemeinbefinden einstellen können. Beim Abdominaltyphus sieht man sie recht häufig; hier erhebt sich die Temperatur erst nach zirka 1—2 Wochen von diesen subnormalen Werten zur Norm.

Eine relativ seltene, bis heute nicht ausreichend erklärte Erscheinung, die bis zu einem gewissen Grade das Gegenstück zur Kollapstemperatur darstellt, ist die agonale Hyperpyrexie, die sich in den letzten Lebensstunden in einem Anstieg des Fiebers bis 44—44,5° manifestiert. Sie findet sich bei Tetanus, sehr selten bei der Meningitis epidemica und schließlich bei der sehr seltenen hyperpyretischen Polyarthritis (s. S. 55).

Der beschriebene, verschiedenartige, aber doch einer Regel entsprechende Temperaturablauf bei fieberhaften Krankheiten kann durch interkurrente Komplikationen und Rezidiven naturgemäß mannigfaltige Veränderungen erfahren. Aus einem dermaßen aufgepfropften Temperaturanstieg kann man bei manchen Krankheiten mit Wahrscheinlichkeit auch auf bestimmte Komplikationen schließen. Bei einer Grippe, die in der Fieberkurve bereits absteigende Tendenz zeigte, oder bei Masern bedeutet ein neuerlicher rascher hoher Temperaturanstieg zumeist die komplizierende Pneumonie. Bei einer Zystitis mit subfebrilen Temperaturen bezeichnet der plötzliche hohe Fieberanstieg zumeist die aszendierende Pyelitis, bei einer Pyelitis der plötzliche Übergang zu hoher septischer Temperatur, vielleicht mit

Schüttelfrösten, zumeist einen Steinverschluß mit akuter infizierter Hydro- oder Pyonephrose.

Daß die Fieberkurve für Diagnose und Prognose wertvolle Anhaltspunkte gibt, haben wir mit obigen Ausführungen dargelegt und mit einer Reihe von Beispielen belegt; daß der diagnostischen und prognostischen Verwertung der Temperaturkurve nur im Rahmen der Gesamtbeurteilung Bedeutung zukommt, dafür genügt der Hinweis, daß alle im allgemeinen hochfieberhafte Krankheiten auch unter subfebrilen Temperaturen und sogar auch fieberlos verlaufen können, wie das Erysipel, der ambulante Typhus, die ambulante Pneumonie usw.

Die Klinik des Fiebers wäre nicht erschöpfend dargestellt, wenn wir nicht mit wenigen Worten auch den Allgemeinzustand der Fieberkranken streifen würden. Im Fieber sieht man Beschleunigung von Puls und Atmung, Somnolenz, Apathie und psychische Erregung bis zum Delirium, Appetitlosigkeit, Obstipation, Magenbeschwerden uncharakteristischer Art, oft ähnlich jenen der Subazidität und auch häufig durch diese bedingt; die Zunge ist belegt, wenig durchfeuchtet, in schweren Fällen trocken, rissig und borkig belegt. Der Belag kann weißlich, schmutzigweiß, bräunlich oder bei kachektischen Patienten schließlich schwarz werden, der Belag kann eine Aussparung in Dreiecksform an der Zungenspitze haben (Typhuszunge). In verschiedenen Fällen sind alle diese Erscheinungen verschieden stark ausgeprägt. Einen besonderen Hinweis verdient das bei Fiebernden fast regelmäßig nachweisbare systolische Geräusch über dem Herzen; es findet sich zumeist an der Herzspitze oder auch im Bereiche der Pulmonalis und charakterisiert sich durch seine Unbeständigkeit, das Fehlen einer Fortleitbarkeit gegen die Axilla, manchmal durch seine Abhängigkeit von der Körperhaltung und von der Pulszahl und damit auch von der Fieberhöhe und schließlich durch das Fehlen anderer Zeichen eines Herzklappenfehlers als akzidentelles Geräusch. Der Harn ist konzentriert und scheidet beim Abkühlen oft große Mengen von ziegelmehlartigem Sedimentum lateritium aus. Eine febrile Albuminurie ist eine häufige und in der Regel belanglose Erscheinung; auch vereinzelte hyaline Zylinder können gefunden werden. Die Eiweißausscheidung erreicht nur geringe Grade. Die hohe Konzentration des Fieberharns, das hohe spezifische Gewicht und das Fehlen von Erythrozyten im Sediment kennzeichnet neben dem Fehlen aller übrigen Zeichen einer Nierenerkrankung den Zustand meistens zur Genüge.

Ob diese Begleitzeichen des Fiebers sekundäre Begleitzeichen sind oder ob sie nicht vielmehr eine koordinierte Erscheinung des obwaltenden, auch zum Fieber führenden toxischen oder infektiösen Geschehens sind, bleibt allerdings fraglich. Gewiß sind beide Momente zu berücksichtigen. Wahrscheinlich sind für die Allgemeinerscheinungen im Fieber sowohl die Intoxikation oder Infektion, als auch die Temperaturerhöhung als solche, vor allem aber die Infektion verantwortlich zu machen. Für bestimmte Allgemeinzeichen kann man gelegentlich den ursächlichen Faktor erkennen: Wenn Puls- und Atembeschleunigung wie zumeist mit der Höhe des Fiebers parallel geht, so scheint sie eine unmittelbare Abhängigkeit vom Fieber zu demonstrieren. Wenn aber bestimmte Infektionen trotz Fiebers mit Pulsverlangsamung einhergehen, so wird diese Bradykardie ihre Ursache in der Art des Infektes finden.

Vom klinischen Standpunkt betrachtet, bleibt jedenfalls der Eindruck, daß wir Fieber mit schweren und Fieber mit leichten Allgemeinerscheinungen begegnen. Und da muß hervorgehoben werden, daß bestimmte Krankheiten auch bei hohem Fieber schwere Allgemeinerscheinungen vermissen lassen; bei der Bangschen Krankheit steht Höhe des Fiebers und gutes Allgemeinbefinden in derartigem Gegensatz, daß diese Diskrepanz sogar diagnostisch verwertet werden kann; auch bei Temperaturen von 40° ist der Appetit dieser Patienten nicht gestört, sie verhalten sich insbesondere bei Bettruhe wie Gesunde, interessieren sich für die Umgebung, lesen, magern nicht ab usw. Ähnliches gilt, wenigstens für die ersten Monate oder auch Jahre des Lymphogranuloms; auch diese Patienten sind manchmal trotz hohen Fiebers in ihrem Allgemeinbefinden nur wenig gestört, Temperaturen bis 38° werden oft überhaupt nicht empfunden, die Patienten gehen damit auch aus und sind hierbei auch nicht gefährdet (s. S. 65). Dem guten Allgemeinbefinden im Fieber begegnen wir manchmal auch beim Initialfieber mancher Tuberkulöser, auch bei hohen Temperaturen. Das unterschiedliche Verhalten des Patienten beim Fieber beobachten wir auch, wenn wir einen auch nur wenig fiebernden Grippekranken und einen Fall von Apicitis mit subfebrilen Temperaturen vergleichen; dort schwere Prostration, hier kaum oder nicht gestörtes Allgemeinbefinden. Diese Überlegungen laufen wieder auf die Feststellung hinaus, daß die Allgemeinerscheinungen vor allem von der Art des Infektes abhängen; sie sollten nochmals unterstrichen werden, weil der Praktiker, wie die Beispiele zeigen, Fällen begegnet, in welchen Fieberhöhe und Allgemeinbefinden scheinbar in auffallendem und auf den ersten Blick unverständlichem Kontrast stehen.

Differentialdiagnose.

a) Fieberhafte Zustände.

Da Fieber immer Symptom einer Grundkrankheit ist, gibt es keine Differentialdiagnose des Fiebers, sondern nur eine Differentialdiagnose der Grundkrankheit. Wenn wir im folgenden zur Differentialdiagnose der fieberhaften Zustände dennoch einige Bemerkungen machen, so geschieht es, weil wir nicht selten — welcher Praktiker hätte es nicht erlebt? — am Krankenbett Zuständen begegnen, in welchen das Fieber dominierendes oder einzig faßbares Zeichen ist, bei welchen erst die besondere Beachtung kleinster Zeichen und die Heranziehung bestimmter Laboratoriumsmethoden eine Diagnose gestatten. Der geübte Praktiker wird trotz größter Ähnlichkeit fieberhafter Krankheitsbilder die richtige Fährte vielfach auf den ersten Blick finden, sogar nicht selten, ohne angeben zu können, was ihm den Weg gezeigt hat. Der Aspekt des Patienten — jede Infektionskrankheit hat für den Erfahrenen, wenn der Ausdruck erlaubt ist, ihre Physiognomie — und die Intuition, die sich oft auf nicht näher faßbare Zeichen gründet, hatte entschieden. Doch auch der Geübte wird der Systematik häufig nicht entraten können. Die folgenden Ausführungen sollen den Untersucher nun hierin unterstützen, sollen erinnern, worauf zu achten, worauf zu untersuchen ist, wobei die Darstellung keineswegs Anspruch auf Vollständigkeit haben kann und nur das hervorgehoben werden soll, was erfahrungsgemäß oft übersehen wird.

Die Anamnese hat den Fieberverlauf so weit als möglich zu rekonstruieren; die genaue Kenntnis des Fieberverlaufes, des steilen oder schleichenden Beginns des Fiebers, des initialen Schüttelfrostes, der Fieberkurve, eines etwaigen Vorfiebers, des lytischen oder steilen Abfalles, seiner Dauer und Höhe gibt wertvolle Anhaltspunkte, die im vorigen Kapitel ausführlich besprochen sind. Die Anamnese hat sich bei unklarem Fieber ferner darauf zu erstrecken, ob der Patient Infektionskrankheiten ausgesetzt war, ob er in verseuchten Gegenden verweilt, ob er in der letzten Zeit auch nur unscheinbare äußere Verletzungen erlitten hat, ob andere Krankheiten vorausgegangen sind, die Herde hinterließen, die einen Ausgangspunkt des Fiebers darstellen könnten, ob eine Furunkulose bestand usw. Bei Frauen wird man nach durchgemachtem Abortus, nach überstandenen Adnexitiden, nach Fluor, bei Männern nach überstandener Gonorrhöe, nach Prostatitis, Epididymitis forschen. Leichte, flüchtige Blasenbeschwerden, die ein Fieber einleiten oder dem Fieber auch nur kurze Zeit vorangingen, werden häufig übersehen und doch liegt eine aszendierende Zystopyelitis vor, die sich anamnestisch nicht mehr dokumentiert. (Über die Bedeutung der Schüttelfröste s. S. 23). Bei der physikalischen Untersuchung ist das Integument auf Exantheme, Verletzungen, kleine Eiterungen zu untersuchen. Die Tonsillen werden in ihrer Bedeutung für ein unklares Fieber vielfach überschätzt. Veränderungen an den Nebenhöhlen hingegen, selbst des Mastoids, werden oft übersehen; auch Veränderungen an den Submandibulardrüsen, eine leichte Vergrößerung und Druckempfindlichkeit, ebenso wie eine Empfindlichkeit des medialen Halsdreieckes auf Grund einer septischen Thrombophlebitis der Vena jugularis bleiben erfahrungsgemäß auch nicht selten unbeachtet, obwohl hier ein schwerer septischer Herd vorliegt, der hohe Temperatur auslöst und der bei entsprechender Darnachachtung nicht übersehen werden kann. Bei der Lungenuntersuchung ist bei hohem Fieber mit initialem Schüttelfrost und Fehlen eines groben Befundes vor allem an die kruppöse Oberlappenpneumonie zu denken, da diese sich klinisch oft kaum oder überhaupt nicht dokumentiert (s. S. 21). Eine Spitzendämpfung über der befallenen Seite fehlt allerdings fast nie. Auch der Stimmfremitus, die Flüsterstimme und die Bronchophonie lassen den Geübten nur selten im Stich; die genannten pathologischen Erscheinungen sind auf der rechten Seite wegen der Topographie des Hauptbronchus schwieriger zu beurteilen. Bei entsprechendem Fieberverlauf ist nach einem Interlobärempyem zu fahnden, welches allerdings nicht selten nur der Röntgenologe mit Sicherheit festzustellen vermag. Die Untersuchung auf Succussio renalis (subphrenischer oder paranephritischer Abszeß, Pyelitis) ist nicht zu vergessen, die Lebergegend (diese auch auf Klopfempfindlichkeit, Leberabszeß), die Ileocoecalgegend genau zu untersuchen, palpatorisch insbesondere auch nach versteckten Hypernephromen zu fahnden, auf einen weichen Milztumor zu achten und eine vaginale Untersuchung (Adnexitis, Douglasabszeß, zerfallendes Myom) und eine rektale Untersuchung (Prostatitis, Prostataabszeß, Urogenitaltuberkulose usw.) anzuschließen. Die unteren Extremitäten sind auf Thrombosen und Thrombophlebitiden zu kontrollieren; unklare leichte Temperaturen haben ihren Grund nicht selten in Thromben kleiner tiefer Beinvenen, die sich im übrigen nur in einer Druckempfindlichkeit, nicht aber in Ödem usw. äußern. Bei mit Injektionen (Kampfer, Transpulmin usw.) behandelten Fällen von längerdauerndem Fieber ist auf tiefe Abszesse in der Muskulatur an den Injektionsstellen zu achten, da diese oft trotz großer Ausdehnung schmerzlos sind und daher auch vom Patienten leicht übersehen werden.

Es soll hier nicht unterlassen werden, darauf hinzuweisen, welch großen Wert der Aspekt der Zunge für die Allgemeinbeurteilung eines Fieberfalles hat: Die nur leicht belegte, aber gut durchfeuchtete Zunge der einen, die trockene, rissige, borkige Zunge der anderen Fälle gestattet bis zu einem gewissen Grade eine Scheidung in schwere und leichte, wobei unter der Bezeichnung schwer der akute, toxisch-septische Charakter der Erkrankung verstanden werden muß. Fieberhafte Tuberkulosen haben auch bei hohen Temperaturen meistens eine wenig veränderte, Pneumonien und septische Fieber auch bei geringen Temperaturen eine schwer veränderte Zunge. Fieber auch von geringer Höhe, insbesondere bei älteren Leuten mit trockener, borkiger Zunge bedeutet ganz allgemein schwere Krankheit. Ein Fieber bei sehr gutem Aussehen läßt unter Umständen an Simulation denken (s. S. 19).

Zur Sicherung oder zum Ausschluß bestimmter Krankheiten wird nach Erhebung der Anamnese und nach der physikalischen Untersuchung, wenn nötig, das Laboratorium herangezogen werden müssen (Agglutination, Komplementbindung, Bakteriologie, Züchtung aus Blut, Harn und Stuhl, Untersuchung auf Blutparasiten, morphologischer Blutbefund, Harnbefund usw.). Auf Details sei nicht näher eingegangen. Nur eine kurze Übersicht über jene fieberhaften Infektionskrankheiten sei gegeben, welche entgegen dem Verhalten der meisten Fieber und Infektionen nicht mit einer neutrophilen Leukozytose einhergehen, aber im Blutbild nach irgendeiner Richtung auffällig charakterisiert sind.

Fieber mit Leukopenie.

a) Mit relativer Lymphozytose: Typhus abdominalis (die ersten 2—4 Tage Neutrophilie), Paratyphus unter dem Bilde des Typhus abdominalis, Bang- und Malta-Fieber, Papataci-Fieber, Drüsenfieber im Anfangsstadium (selten leukopenisch), schwerseptische Zustände bei Erlahmung des Knochenmarkes (als Agranulozytose), Serumkrankheit.

b) Mit Lymphopenie: Miliartuberkulose, Meningitis tuberculosa, unkomplizierte Grippe, Malaria (wenigstens oft Neigung zu Leukopenie mit Lymphopenie mit Monozytose), Lymphogranulom (besonders im vorgeschrittenen Stadium).

Fieber mit „lymphatischer Reaktion“: Drüsenfieber, Rubeolen, Pertussis, Serumkrankheit (selten).

Fieber mit leukämischem Blutbefund: Akute und subakute Myelose (oder Lymphomatose).

Fieber mit Eosinophilie: Trichinose, Scharlach, Serumkrankheit, anaphylaktische Zustände, Lymphogranulom.

Fieber mit Aneosinophilie: Typhus abdominalis, Typhus exanthematicus, Masern, Sepsis, Pneumonie, Miliartuberkulose, Malaria, schwere Fälle von Scharlach und Trichinose.

Fieber mit Monozytose: Endokarditis (speziell lenta), Typhus exanthematicus, Masern, Malaria im Intervall, Lues, Lymphogranulom.

Auf die schlechte Prognose fieberhafter Krankheiten mit Agranulozytose sei mit Nachdruck hingewiesen.

Es ist allgemein bekannt, daß die Pulszahl mit zunehmendem Fieber ansteigt; es gilt nach Liebermeister die Regel, daß der Puls mit einem Grad Temperatur um 8 Schläge an Zahl ansteigt; bei septischen Temperaturen schwankt die Pulszahl also zwischen 120 und 140 Schlägen. Wenn diese Regel auch viele Ausnahmen kennt, so gehen Temperatur- und Pulskurven bei normalem Zirkulationsapparat doch immer parallel. Kreuzt die Puls- die Temperaturkurve, sinkt die Temperaturkurve bei gleichzeitigem Steigen der Pulszahl, so bedeutet dies eine schlechte Prognose (Totenkreuz, agonale Kollapstemperatur) oder zumindest Fortbestand der Krankheit (Pseudokrisen). Das Verhältnis von Fieberhöhe und Pulszahl ist also prognostisch verwertbar. Auffallend niedere Pulszahlen bei hohen Temperaturen sind unter der Voraussetzung normaler Herztätigkeit auf erhöhtem Vagustonus (konstitutionell oder Reizung durch pathologischen Prozeß, wie im Anfangsstadium der Meningitis) zurückzuführen und sind diagnostisch sehr wertvoll.

Fieber mit Pulsverlangsamung: Bei Typhus abdominalis, bei Bangscher Krankheit, bei Maltafieber und im Anfangsstadium einer Meningitis.

Ein differentialdiagnostischer Behelf bei unklaren fieberhaften Zuständen stellt schließlich die Diazoreaktion dar.

Fieber und Diazoreaktion im Harn: In der Mehrzahl der schweren Fälle von Lungentuberkulose, Miliartuberkulose, Typhus abdominalis, Meningitis tuberculosa, Ruhr, Trichinose, Bangsche Krankheit; häufig bei Masern und schweren Fällen von Lymphogranulom, selten und schwach ausgeprägt bei Paratyphus,

Polyarthritis rheumatica, Pneumonia crouposa (nur in den ersten Krankheitstagen). Die Diazoreaktion erlangt erst mit dem Syndrom Leukopenie und Pulsverlangsamung ihre volle Bedeutung.

Fieber mit Leukopenie, Pulsverlangsamung und Diazoreaktion im Harn: Bei Typhus abdominalis und Morbus Bang mit relativer Lymphozytose, bei Miliartuberkulose und Meningitis tuberculosa mit relativer Lymphopenie.

b) Subfebrile Temperaturen.

Unter subfebrilen Temperaturen verstehen wir geringgradige krankhafte Erhöhungen der Körpertemperatur. Wir haben im allgemeinen Erhöhungen im Auge, die regelmäßig durch längerdauernde Perioden auftreten. Wir stellen diese protrahierten subfebrilen Temperaturen dem Fieber bis zu einem gewissen Grade im Gegensatz, ohne aber zwischen beiden eine scharfe Grenze zu ziehen. Wir verwischen die Grenze mit Recht dort, wo zwischen subfebriler Temperatur und Fieber lediglich ein gradueller Unterschied besteht, die subfebrile Temperatur aber prinzipiell als Fieber zu werten ist; wir tun es mit Unrecht, wo subfebrile Temperaturen mit dem Fieber wesensverschieden sind. Dieser Umstand und die Tatsache, daß die subfebrilen Temperaturen im Rahmen der fieberhaften Zustände eine besondere Stellung einnehmen, verlangt ihre gesonderte Besprechung.

Wir kennen subfebrile Temperaturen als Charakteristikum bestimmter Krankheiten. Das Symptom der niederen Temperatur ist bei diesen Krankheiten diagnostisch zu verwerten; wir begegnen ihm aber auch bei Zuständen, die in typischen Fällen mit hohem Fieber einhergehen, bei einem Typhus, einer Bangschen Krankheit, einer Meningitis epidemica, einem Morbus Weil usw.; und hier kann die Stellung der Diagnose durch die geringe Temperaturerhöhung erschwert sein. Es sei neuerlich darauf hingewiesen, daß Pneumonien bei alten Individuen in der Regel nur mit subfebrilen Temperaturen einhergehen; kachektische Individuen lassen eine sonst hochfieberhafte Komplikation, ein Erysipel, eine Pneumonie usw. in der Temperaturkurve oft nicht erkennen, statt hohen Fiebers zeigen sie nur subfebrile Temperaturerhöhungen (s. S. 14). In allen diesen Fällen findet sich das Symptom der Subfebrilität, allerdings zumeist im Rahmen und als Teilzeichen eines typischen Symptomenkomplexes, der die Stellung der Diagnose dennoch erlaubt.

Subfebrile Temperaturen können aber auch monosymptomatisch auftreten und dann kann sie nur eine genaue klinische

Analyse in ihrer Bedeutung richtig einschätzen lassen. Die Differentialdiagnose stößt hier oft auf große Schwierigkeiten und die Frage nach der Genese der erhöhten Körpertemperatur bleibt dann nicht selten offen. Bei Vorliegen subfebriler, auf den ersten Blick kryptogener Temperaturen ist meistens der erste Gedanke, daß ihnen ein infektiös-toxischer Prozeß zugrunde liegt, allen voran wird die Tuberkulose in den Kreis der Betrachtung gezogen, dann aber auch jede Form der mitigierten, chronisch-entzündlichen septischen Zustände, wie Affektionen der Mundhöhle, des lymphatischen Rachenringes, Gingivitiden, Tonsillitiden, entzündliche Nasen- und Nebenhöhlenaffektionen, eitrige Bronchitiden, Infektionen der Harnwege, eine Zystitis, eine Pyelitis, auch die Bakteriurie ohne entzündliche Reaktion am Urogenitaltrakt, eine Protastitis, leichte chronische Adnexitiden, schließlich Ekzeme, Dermatitiden aller Art usw. Man wird sich ferner an die oben erwähnte Tatsache erinnern, daß subfebrile Temperaturen ausnahmsweise auch bei sonst hochfieberhaften Affektionen gefunden werden können, wird die Anamnese des Kranken auf diesbezügliche Anhaltspunkte durchgehen, wird auf Grund vorangegangener entsprechender Zustände an alte, abgekapselte Infektionsherde denken, wird sich gegenwärtig halten, daß eine Bangsche Krankheit, ein Lymphogranulom gelegentlich auch monatelang keine hochfieberhafte Periode zeigen muß usw. Neben den infektiös-toxischen Ursachen (s. S. 6) werden alle früher aufgezählten Fieberursachen zur Erklärung mitherangezogen werden müssen, wie Körpereiweißzerfall in irgendeiner Form (okkulte Neoplasmen gut- oder bösartiger Natur usw.), Erkrankungen des Zentralnervensystems, Anämien und inkretorische Störungen. Mit Hilfe einer genauen Anamnese, einer exakten physikalischen Krankenuntersuchung, oft allerdings erst mit Hilfe des Laboratoriums werden die Fälle richtig gedeutet werden. Wohl wird man dort und da einem Fall begegnen, der zwar einer dieser Gruppen zugehört, man wird die Sachlage aber vorerst doch nicht erkennen, weil das Hypernephrom z. B. noch keinerlei andere Erscheinungen auslöst und sich durch seine geringe Größe dem Nachweis noch entzieht oder weil sich ein tuberkulöser Herd durch seine versteckte Lage der Entdeckung verschließt. In der Mehrzahl der Fälle aber wird die weitere Beobachtung, wird der Verlauf schließlich die Aufklärung bringen. Wenn endlich auch noch zugegeben werden muß, daß in seltenen Fällen selbst die längerdauernde Beobachtung die Fieberursache nicht aufdeckt, daß ferner nicht erkannte infektiös-toxische Herde wieder abheilen, ehe sie sich genügend deutlich manifestiert hatten, wenn somit zugegeben werden muß, daß bei jeder kryptogenen protrahierten Temperaturerhöhung eine nichtdiagnostizierte Grundkrankheit aus der genannten ätiologischen Reihe herangezogen werden könnte, so muß doch daran festgehalten werden, daß es noch eine letzte Gruppe subfebriler Temperaturen gibt, die eine andere Erklärung verlangt und die in der Praxis zum Schaden des Patienten vielfach verkannt wird.

Hierher gehört das protrahierte Nachfiebern nach fieberhaften Erkrankungen aller Art. Jeder Praktiker hat es erlebt, daß ein Grippekranker nach Abklingen sämtlicher grippöser Erscheinungen durch kürzere oder längere Zeit subfebrile Temperaturen zeigte. Es handelte sich um Individuen, die, wie aus früheren Beobachtungen bekannt ist, eine Normaltemperatur unter 37° hatten. Dieses Nachfiebern hält manchmal wochenlang an; ein nur mehrtägiges Nachfiebern mag wohl gelegentlich auch hierher gehören, es wird aber kaum möglich sein, es vom Fieber der ausklingenden Grippe zu trennen. Der Kranke fühlt sich während dieser Nachfieberperiode im allgemeinen durchaus wohl. Hätte er sich nicht an die Anordnung des Arztes gehalten, nach Abklingen der Grippe Bett und Haus erst zu verlassen, bis er mindestens ein bis zwei Tage fieberfrei war, er wüßte wahrscheinlich nichts von seiner Temperatur, er hätte sich nicht mehr gemessen. Nur wenige dieser Patienten empfinden doch Hitze- oder Kältegefühl in den Abendstunden, in welchen die Temperatur sich meistens einstellt. Im allgemeinen empfinden die Patienten aber kein Fiebergefühl, sie klagen überhaupt über keinerlei krankhafte Sensation, weder über Müdigkeit, noch über Schweißausbrüche usw. Eine genaue Untersuchung derartiger Patienten fördert nichts zutage, was die Temperatur erklären könnte, auch der Blutbefund ist normal, wenn nicht die vorangehende Krankheit eine leichte postinfektiöse Lymphozytose hinterlassen hat; die Senkungsreaktion der Erythrozyten weicht von der Norm nicht ab. Trotz seiner erhöhten Temperatur macht das Individuum einen durchaus gesunden Eindruck. Der Temperaturverlauf ist im allgemeinen ein sehr gleichmäßiger (monotoner). Wir treffen die noch später zu erörternde Temperaturkurve an, die als eine etwas höhergestellte Normalkurve bezeichnet werden könnte. Die Differenz zwischen Maximum und Minimum bewegt sich in normaler Breite, die Kurve weist keine Unregelmäßigkeiten auf. Nur selten begegnet man Abweichungen von der Norm in der Hinsicht, daß an einigen Tagen eine um einige Zehntelgrade höhere

Temperatur gemessen wird als die Tage vor- und nachher und die Kurve so ein unregelmäßiges, „atakisches“ Aussehen gewinnt.

Lediglich wegen dieses Symptoms der protrahierten leichten Subfebrilität werden derartige Fälle als krank behandelt. Zumeist wird angenommen, daß durch die Grippe eine Tuberkulose aktiviert worden war oder daß die erste hochfieberhafte Periode der Krankheit keine Grippe war, sondern einem hämatogenen tuberkulösen Schub entsprochen hat. Solche Fälle werden vorerst mit Bettruhe, Liegekuren, auch Tuberkulinkuren usw. behandelt, wenn sie schließlich aufs Land, in Heilstätten oder Sanatorien geschickt werden, wird die Fehldiagnose bald klar. In anderen Fällen werden die Tonsillen, wieder in anderen — wegen des Befundes einiger weniger Eiterkörperchen im Harnsediment — die Harnwege für die Quelle der Temperaturen angesprochen und es werden die entsprechenden, für den Kranken oft recht eingreifenden, oft auch kostspieligen Maßnahmen getroffen. Und doch wäre der Sachverhalt in solchen Fällen oft leicht zu klären und die Temperaturerhöhung rasch zum Verschwinden zu bringen. Erhebt man nämlich bei einem Patienten, der eine auch nur leichte Infektionskrankheit durchgemacht hat, bei Weiterbestehenbleiben subfebriler Temperaturen einen durchaus negativen Befund, ist das Allgemeinbefinden des Patienten bereits ein gutes, bestehen weder Müdigkeit noch Appetitlosigkeit, Schweiße usw., ist mit anderen Worten kein anderes Krankheitszeichen zu finden als eben diese Subfebrilität, sind etwa auch die Senkungsreaktion der roten Blutkörperchen und der Blutbefund normal, so kann man die Temperatur oft damit zum Schwinden bringen, daß man den Patienten aufstehen, daß man ihn so bald wie möglich sein Normalleben beginnen und vielleicht seinem Beruf nachgehen läßt; alle Behandlung wird ausgesetzt, die Temperatur wird vorerst nicht kontrolliert, und es werden auch keinerlei Vorsichtsmaßnahmen in der Lebensführung gegen Zugluft, Verkühlung usw. verordnet.

Es sind zumeist-Fälle von Grippe oder von Tonsillitis, bei welchen man diesem Nachfiebern begegnet; allerdings scheint es, daß das Phänomen bei allen akuten fieberhaften Zuständen zur Beobachtung kommen kann, daß nur die Häufigkeit der genannten Krankheiten das häufige Vorkommen gerade bei diesen erklärt.

Die Frage, wie wir uns das Verschwinden der erhöhten Körpertemperatur durch Aufnahme des Normallebens, einen Ausflug usw. vorzustellen haben, kann nur mit Mutmaßungen beantwortet werden. Es scheint, daß sich das Wärmezentrum, welches sich durch den akuten Infektionsprozeß vorübergehend aus der Normallage auf eine höhere Temperatur hatte einstellen müssen, nach Abklingen der fieberhaften Krankheit bei bestimmten Individuen so lange nicht vollständig in die Normalstellung einspielen kann, als die Wärmeregulationsmechanismen nicht genügend in Anspruch genommen und geübt werden. Zwingt man das Wärmeregulationszentrum zu fleißiger Arbeit, zwingt man das Zentrum, dauernd Impulse abzugeben, um beispielsweise bei rascheren und stärkeren Schwankungen der Außentemperatur die normale Körpertemperatur zu erhalten, so spielt das Wärmezentrum erst auf die Normallage ein. Die wechselvollen Bedingungen des Normallebens, insbesondere bei Ausschaltung aller besonderen Vorsichtsmaßregeln gegen raschen Temperaturwechsel, schaffen die geeigneten Bedingungen. Beim Nachfiebern ist die ursprüngliche Fieberursache nicht mehr vorhanden; daß ein krankhafter Vorgang nicht mehr statthat, daß nur das Temperaturzentrum auf eine höhere Temperatur eingestellt ist, drückt sich darin aus, daß die Temperaturkurve eine normale ist, keine abnormen Zacken aufweist, daß sie eine hochliegende Normalkurve darstellt.

Die Differentialdiagnose eines derartigen Nachfieberns kann Schwierigkeiten bereiten. War eine Grippe der Ausgangspunkt, so liegt bei deren scheinbar protrahiertem Verlauf der Gedanke nahe, daß ein kleiner, dem Nachweis nicht zugänglicher pneumonischer Herd oder ein kleines, verstecktes Pleuraexsudat für das Fieber verantwortlich zu machen ist. In der Mehrzahl derartiger Grippekomplikationen wird die Fieberkurve allerdings ungleichförmigen Charakter haben, die Senkungsreaktion der Blutkörperchen, auch der Blutbefund werden das weitere Bestehen der Infektion anzeigen. Nimmt man in einem solchen Falle zu Unrecht Nachfiebern an und läßt man den Patienten aufstehen, so wird sich der Irrtum alsbald ergeben, da es ja gerade diese versteckten entzündlichen Herde sind, welche selbst nach längerer fieberfreier Periode sofort wieder mit höheren Temperaturen reagieren. Die Möglichkeit einer Verwechslung von innozentem Nachfiebern mit Subfebrilität bei einem kleineren katarrhalischen Lungenherd oder einer Pleuritis nach Grippe zeigt auch die Verantwortung, die der Arzt auf sich nimmt, wenn er die Diagnose Nachfiebern stellt, und sie mahnt eindringlich dazu, sich nur nach längerdauernder Beobachtung und genauester Untersuchung des Kranken mit der Annahme des Nachfieberns zufrieden zu geben.

Auch die Abgrenzung gegenüber einer Tuberkulose kann

schwierig sein. Die Schwierigkeit wird um so größer werden, wenn der Arzt den Patienten erst im Stadium des Nachfieberns zu Gesicht bekommt, die initiale Grippe nur anamnestisch erfaßt werden kann und diese daher, insbesondere bei leichtem oder atypischem Verlauf, oft nur unsichere Annahme bleibt. Aber auch bei scheinbar typischer initialer Grippe kann die Tuberkulose in zweifacher Beziehung differentialdiagnostisch in Betracht kommen, wie früher schon angedeutet wurde; die Grippe konnte einen alten tuberkulösen Prozeß aktiviert haben, was allerdings seltener vorkommen dürfte, als zumeist angenommen wird, oder die initiale Infektion war eine hämatogene Tuberkulose. Hinsichtlich der Differentialdiagnose gegen entzündliche Affektionen der Mundhöhle, des Urogenitalapparates usw., sei nochmals daran erinnert, daß die Temperaturkurve beim Nachfiebern meistens gleichförmig-monoton, bei weiterem Bestehen einer chronischen Infektion dagegen unregelmäßig ist und unerwartete, regellose, höhere und niedere Zacken aufweist.

Haben wir im innozenten Nachfiebern eine Subfebrilität vor uns, die kaum mehr als pathologischer Zustand aufgefaßt werden kann und die lediglich eine harmlose höhere Einstellung des Temperaturzentrums bedeutet, so begegnen wir in der höheren Körpertemperatur vegetativ-stigmatisierter Individuen, in der „vegetativ-nervös erhöhten Körpertemperatur“ oder der „konstitutionellen Subfebrilität“ einer Hyperthermie, die als eine für das betreffende Individuum normale Temperatur bezeichnet werden muß. Hier wird ein infektiöser Prozeß, der das Temperaturzentrum in einen Reizzustand versetzen würde, vermißt, hier fehlen toxische Produkte, die aus Zerfallsvorgängen in gutartigen und bösartigen Neoplasmen, in blanden Thrombosen, in Infarkten usw. entstehen und die durch ihre Eiweißwirkung die Wärmeregulation in ihren Zentren stören könnten, es fehlen zentralnervöse Erregungen, und es sind schließlich auch keine faßbaren innersekretorischen Störungen nachzuweisen, die als Ausdruck einer Über-, Unter- oder Dysfunktion einer der Drüsen mit innerer Sekretion gedeutet werden und die auf nervösem Wege subfebrile Temperaturen nach sich ziehen könnten. Kann man diese Individuen vielleicht auch nicht als Normalindividuen im engsten Sinne des Wortes auffassen, wie wir sehen werden, so fallen sie doch in die Breite der weiteren Norm, die Subfebrilität bedeutet hier kein eine Behandlung forderndes oder auch nur vom Gesundheitszustand zu beachtendes Zeichen, sie bedeutet lediglich eines von mehreren Stigmen eines vegetativ-nervösen Individuums.

Daß an der Existenz vorübergehend über der Norm erhöhter Körpertemperaturen bei Gesunden nicht gezweifelt werden kann, dafür bieten uns ja die menstruellen Temperatursteigerungen oder auch das sogenannte Wachstumsfieber ausgezeichnete Belege. Die Beeinflussung der Temperatur durch die Menstruation wurde Seite 13 besprochen. Die Wochen, Monate und auch Jahre lang anhaltenden subfebrilen Temperatursteigerungen bei Mädchen und Knaben zur Zeit des stärksten Wachstums in der Pubertät gehören zur gleichen Gruppe protrahierter Temperatursteigerungen bei Gesunden; man spricht von Wachstumsfieber.

Haben wir bei der menstruellen Temperatursteigerung eine flüchtige, haben wir beim Wachstumsfieber eine längerdauernde, an eine bestimmte Entwicklungsphase gebundene Temperatursteigerung Gesunder vor uns, so kennen wir schließlich noch protrahierte Temperatursteigerungen bei Erwachsenen, bei welchen ein krankhafter Befund nicht zu erheben ist, der diese erhöhte Körpertemperatur Gesunder erklärte. Stigmen einer vegetativen Neurose sind das einzige, was wir bei diesen Individuen erheben können und was diese nervösen Individuen aus der engeren Norm herausfallen läßt; doch auch diese Stigmen können schließlich fehlen; wir finden die Norm übersteigende Temperaturen auch bei durchaus normalen Menschen, die weder eine Krankheit noch auch irgendeine Abnormität erkennen lassen.

Es gibt vegetativ-stigmatisierte Individuen, die eine für sie normale Temperatur haben, die höher ist als die Norm. Wir erkennen die Stigmatisierung an einer Vasolabilität, am raschen Wechsel zwischen Erröten und Blässe, am Wechsel zwischen Hitzegefühl und Frösteln, an kalten Füßen, an kalten Händen, an einem Dermographismus, an einer Neigung zu Schweißen, einer Neigung zu Tachykardie, einer Neigung zu Zittern, einer Neigung zu Durchfällen; die Individuen sind in ihrer Stimmung labil, leicht reizbar und klagen vielfach über periodische depressive Stimmung. Die Temperaturkurve ist eine gleichförmige, die unregelmäßige Zacken vermissen läßt, das Tagesmaximum überschreitet 37°, erreicht nicht selten 37,7, selbst 37,8°. Schwankungen in der Höhe sind im Einzelfall ungewöhnlich, der eine erreicht in den Nachmittagsstunden täglich 37,2, der andere täglich 37,5°. Die Tagesminima liegen relativ hoch. Die Temperaturdifferenz zwischen Maximum und Minimum ergibt meistens einen normalen, eher kleinen Wert. Wir haben wieder Temperaturkurven vor uns, die in ihrer Form einer Normalkurve entsprechen, die nur um einige Zehntel höhergerückt erscheint. Neben den vegetativen Stigmen begegnen wir bei diesen Individuen auch Zeichen einer allgemeinen Nervosität, sie sind schreckbar, empfindlich gegen Schmerzen, klagen über Kopfschmerzen. Druck im Kopf, Ziehen am Rücken, Kreuzschmerzen, über unangenehme Sensationen in der Brust, besonders im Bereiche des Herzspitzenstoßes, sie haben Perioden von Angstgefühl, die sich oft auch nur nachts einstellen, sie klagen über Schlaflosigkeit usw.

Diese Temperaturen können monate- und jahrelang bestehen, sie können zeitlebens anhalten, sie können aber auch periodisch wieder verschwinden, ohne daß sich am geschilderten Allgemeinzustand etwas verändern würde. Die Mehrzahl der Individuen bemerkt ihre Temperatursteigerung nicht, sie sind mehr subfebril als krank, um die alte französische Wendung „plus icterique que malade“ beim familiären hämolytischen Ikterus auf unsere Materie zu übertragen. Nur vereinzelte Fälle empfinden in den Nachmittagsstunden, in welchen sich die Temperatur einstellt, doch ein leichtes Hitze-, Kälte- oder Fiebergefühl.

Eine scharfe Grenze zwischen dem früher besprochenen Nachfiebern und dieser vegetativ-nervös erhöhten Körpertemperatur wird gewiß nicht immer gezogen werden können. In beiden Fällen handelt es sich um eine abnorme Einstellung des Wärmeregulationszentrums, das eine Mal aber ausschließlich auf dem Boden einer überstandenen Infektion, das andere Mal konstitutionell, in manchen Fällen allerdings auch möglicherweise durch beide Momente gleichzeitig bedingt. Eine Unterscheidung beider Formen von Subfebrilität muß nicht nur vom prinzipiellen, sondern vor allem auch vom praktischen Standpunkte aufrechterhalten werden; aus prinzipiellen Gründen deshalb, weil, wie schon hervorgehoben, bei der vegetativ-nervös erhöhten Körpertemperatur im Rahmen einer abnormen Reizlage des Sympathikus und Vagus auch eine abnorme konstitutionelle Einstellung des Wärmeregulationszentrums vorliegt, die erhöhte Körpertemperatur also nur ein Teilsymptom eines abnorm nervösen Syndroms ist, während beim Nachfiebern eine vorangegangene Fieberursache eine abnorm hohe Einstellung des früher immer normal eingestellten Wärmezentrums zurückließ, weil also bei beiden Formen der Subfebrilität der Ausgangspunkt, die Grundlagen durchaus differieren; trifft die Fieberursache des Nachfieberns ein vegetativ-stigmatisiertes Individuum, dann können beide Faktoren für die Erhöhung verantwortlich gemacht werden. Der praktische Standpunkt verlangt die Unterscheidung, weil man beiden Formen von erhöhter Körpertemperatur in der Praxis unter im allgemeinen recht verschiedenen Bedingungen begegnet. Das eine Mal entfiebert ein Patient beispielsweise nach einer Grippe nicht vollständig, obwohl alle übrigen krankhaften Erscheinungen längst verschwunden sind, das andere Mal ist es eine Subfebrilität unbekannter Ursache, die den Patienten zum Arzt führt. Es sind oft zufällige Temperaturmessungen, die die ärztliche Untersuchung veranlassen, oder es sind Individuen, die ihre leicht erhöhte Temperatur in einem geringen Hitze- oder Fiebergefühl verspüren; manchmal entdeckt man die nervöse Temperatur allerdings auch erst nach einer Grippe, wenn der Patient nicht „entfiebert".

Wenn ein Individuum mit nervös-erhöhter Temperatur eine fieberhafte Erkrankung bekommt, so sieht man nicht selten hohes Fieber. Diese Individuen bilden also zum Teil eine Gruppe jener Menschen, die „leicht fiebern" (s. S. 14); es scheint die Ausnahme zu sein, daß Menschen mit vegetativ-nervös erhöhter Körpertemperatur bei fieberhaften Erkrankungen nur relativ niedere Temperaturen zeigen. Doch auch solchen kann man begegenen.

Die Diagnose von Temperaturen auf vegetativ-neurotischer Grundlage kann große Schwierigkeiten bereiten. Die Dinge liegen wohl ähnlich wie beim Nachfiebern; das wichtigste Kriterium aber, die eben durchgemachte fieberhafte Krankheit, von der die Temperatursteigerung ihren Ausgang hätte nehmen können und welche in der Differentialdiagnose des Nachfieberns eine wertvollste Stütze bildet, fällt hier weg. Man wird sich daher um so weniger mit der Annahme einer innozenten Subfebrilität zufrieden geben und wird nach einer der bekannten Fieberursachen fahnden. Dies führt uns auf die Differentialdiagnose dieser Zustände, wobei wir nur die wichtigsten Punkte erörtern können.

Fassen wir das klinische Bild der vegetativ-nervösen Temperaturen, wie wir es eben gezeichnet haben, ins Auge, so können wir wohl verstehen, daß wenigstens die symptomenreichen unter den Fällen oft als Hyperthyreosen gedeutet werden, sind doch sämtliche angeführten Zeichen, wenn auch nur rudimentär vorhanden, wie die Neigung zu Schweißen, die Neigung zur Tachykardie, die Neigung zu Durchfällen usw., jene Symptome, aus welchen sich das vegetative Bild des Hyperthyreoidismus zusammensetzt. Man wird gegebenenfalls um so mehr zur Annahme eines leichteren oder auch schwereren Falles von Basedow gedrängt werden, als der Hyperthyreoidismus, wie früher hervorgehoben, mit subfebrilen Temperaturen einhergehen kann. Viele Fälle dieser Art laufen in der Praxis auch tatsächlich als Thyreotoxikosen und erfahren eine entsprechende Behandlung. Es ist hier wohl weniger die genaue klinische Überlegung und Untersuchung als die Routine, welche den Praktiker leitet und die vielleicht auf der flüchtigen Überlegung basiert, daß erhöhte Verbrennung zu erhöhter Temperatur führt, eine Auffassung, deren Unhaltbarkeit oben dargetan wurde. Gegen diese kann auch ins Treffen geführt werden, daß subfebrile Temperaturen bei Thyreotoxikosen relativ selten sind, sie sind nach unserer Erfahrung die Ausnahme von der Regel; dies ist in der Literatur jüngst auch mehrfach betont worden. Die Häufigkeit wurde seinerzeit zweifellos stark überschätzt. Subfebrile Temperaturen vegetativ Stigmatisierter und von Thyreotoxikosen sind also strenge zu unterscheiden, die Abtrennung beider Zustände kann allerdings nicht selten große Schwierigkeiten bereiten.

Es gibt kein Zeichen, welches mit Sicherheit entscheiden könnte, oft wird der klinische Eindruck allein den Ausschlag geben; manchmal wohl wird eine deutliche Grundumsatzsteigerung, manchmal werden Lokalsymptome der Schilddrüse die Thyreotoxikose erkennen lassen, manchmal werden erst die längere Beobachtung und der Verlauf eine Klärung in diesem oder jenem Sinne bringen.

Nächst der Thyreotoxikose ist es die okkulte Tuberkulose, vor allem die Hilusdrüsentuberkulose, welche differentialdiagnostisch in Frage kommt. Zollikofer sagte im Jahre 1929: „Wir sind heute auf dem Punkt angelangt, daß wir jede kryptogene Subfebrilität als das sichere Zeichen einer Bronchialdrüsentuberkulose auffassen, wo es als Wagnis gilt, erhöhte Temperaturen ohne Organbefund anders als unter der Annahme einer Tuberkulose zu erklären.“ Die Hilusdrüsentuberkulose wird zweifellos viel zu häufig diagnostiziert. Zeigt ein Patient subfebrile Temperaturen, wird bei der physikalischen Untersuchung über den Lungenspitzen nichts gefunden, zeigt das Röntgenbild auch nur „vermehrte streifige Zeichnung am Hilus“, so wird wohl nur in Ermanglung einer besseren Erklärung die Tuberkulose der Hilusdrüsen angenommen.

Möchten wir so mit Nachdruck darauf hinweisen, daß die Tuberkulose viel zu häufig auch ohne entsprechende Grundlagen lediglich auf Grund der Subfebrilität diagnostiziert wird, so müssen wir allerdings auf der anderen Seite zugeben, daß in Fällen protrahierter vegetativ-nervöser Temperatursteigerung ein Tuberkuloseherd niemals mit Sicherheit wird ausgeschlossen werden können. Die Kenntnis des oben beschriebenen Symptomenkomplexes aber, der die beschriebene Neurose doch recht scharf definiert, wird aber vor diesbezüglichen, für den Patienten oft recht folgenschweren Irrtümern zumeist schützen.

Unter den chronischen Infektionen schließlich, welche bei den beschriebenen Temperaturen in Frage kommen, sind es vor allem noch Mundhöhleninfektionen, wie eine mitigierte Oralsepsis, die chronischen Tonsillitiden, die chronischen Entzündungen des Schlundringes überhaupt, die in Betracht zu ziehen sind. Es ist kein Zweifel, daß die Mundhöhle der Sitz des temperaturerzeugenden Herdes sein kann; nicht genug aber kann davor gewarnt werden, sich in diese Richtung ohne ausreichende Anhaltspunkte diagnostisch festzulegen. Wenn eine Röntgenaufnahme der Zähne da und dort ein Wurzelspitzengranulom zeigt, kein anderes Zeichen aber, wie Schmerzen, Schwellung, flüchtige oder auch längerdauernde Periostitiden usw., auf die Zähne als Ursache der Subfebrilität hingewiesen hatte, hat eine Wurzelspitzenresektion oder die Extraktion eines Zahnes wohl keine Aussicht auf Erfolg. Es soll nicht bestritten werden, daß Granulome den gesuchten entzündlichen Herd mitunter repräsentieren, die übergroße Mehrzahl der röntgenologisch nachweisbaren Granulome aber sind nicht der fiebererzeugende entzündliche Prozeß. Seitdem insbesondere durch die amerikanische Schule die Oralsepsis propagiert wurde, wird auch sie unseres Erachtens zu häufig diagnostiziert und zur Erklärung subfebriler Temperaturen herangezogen. Und für die „chronischen Tonsillitiden“ gilt das gleiche. Die chronische Tonsillitis, diagnostiziert aus einer großen Tonsille, ihrer Zerklüftung und ihrer stärkeren Rötung, ist nur in den allerseltensten Fällen die primäre Fieberursache. Wohl hat jeder Fälle erlebt, in welchen subfebrile Temperaturen, gepaart mit Müdigkeit, Schlaffheit, Schweißen usw., nach Tonsillektomie prompt verschwanden — Fälle, in welchen die Kausalbeziehung durch den Erfolg des Eingriffes klar zutage trat. Sie sind aber selten. Bei der Differentialdiagnose zwischen vegetativ-nervösen Temperaturen und subfebriler chronischer Tonsillitis sollte man sich nur dann für die zweite Möglichkeit entscheiden, wenn genügend Anhaltspunkte für eine chronische Entzündung der Tonsille gegeben sind. Häufig durchgemachte Anginen, überstandene Tonsillarabszesse, regionäre Halsdrüsenschwellungen, die noch die Zeichen der Entzündung tragen, vielleicht auch eine beschleunigte Senkung der roten Blutkörperchen, durchgemachte metastatische Entzündungen, vor allem Herdnephritiden, werden eine ausreichende diagnostische Basis abgeben. Zerklüftung, abnorme Größe und Rötung der Tonsillen reichen dagegen nicht aus und sind in keiner Weise ausschlaggebend. Fein hat mit Recht darauf hingewiesen, daß sich die Mächtigkeit der adenoiden Lager aus einer individuellen Anlage ergibt, daß relativ große Tonsillen bei Erwachsenen zum Teil auf eine noch nicht stattgehabte natürliche Involution zurückzuführen sind, daß die Rückbildung der vergrößerten Tonsillen nach Anginen oft lange dauert, wodurch Vergrößerungen für lange Zeit vorgetäuscht werden, daß eine chronische Entzüdung die Tonsille im allgemeinen nicht vergrößert und daß die Zerklüftung die Entzündung oder auch nur durchgemachte Entzündungen in keiner Weise beweist. Die üblichen Merkzeichen der chronischen Tonsillitis lassen somit im Stich, wenn sie nur einigermaßen kritisch betrachtet werden. In jedem Falle, wo Verdacht besteht, daß die Tonsillen die Ursache der Temperatur sind, sollte der Laryngologe durch Spreizung und Auseinanderdrängung nach versteckten abgekapselten Abszessen oder nach einem pathologischen Sekret suchen; zwischen einfachen Mandelpfröpfen und entzündlichem eitrigem Krypteninhalt ist scharf zu unterscheiden, so schwierig die Unterscheidung in der Praxis auch oft sein mag. Wir müssen zugeben, daß kleine abgekapselte tiefe Entzündungsherde oder Abszesse auch bei instrumenteller Untersuchung entgehen können; man wird sich daher in seltenen Fällen auch ohne sicheren Befund zur Tonsilektomie entscheiden können; ausreichende Verdachtsgründe müssen aber vorliegen, der Erfolg der Operation wird die Klärung bringen. Bei der Differentialdiagnose der subfebrilen nervösen Temperaturen und der Temperaturen bei einer chronischen Tonsillitis wird übrigens die Temperaturkurve wieder ein maßgebendes Wort mitsprechen: Je monotoner, gleichförmiger die Kurve, um so weniger ist der Verdacht einer chronischen infektiösen Temperatursteigerung gerechtfertigt. Unserer Überzeugung nach stehen die relative Seltenheit subfebril fiebernder chronischer Tonsillitiden und die relative Häufigkeit der fälschlich gestellten Diagnose und der daher aussichtslos und auch erfolglos durchgeführten Tonsillektomien in krassem Gegensatz.

Viel seltener wird fälschlicherweise eine Nebenhöhlenaffektion, eine Appendizitis, Zystitis, Pyelitis, Prostatitis, Adnexitis, Bronchitis usw. als Ursache einer chronischen Subfebrilität behandelt. In allen diesen Fällen wird nur eine kritische Würdigung des Symptomenkomplexes bei entsprechender Berücksichtigung des beschriebenen vegetativ-nervösen Syndroms mit Hyperthermie eine richtige Entscheidung treffen lassen.

Haben wir bei den Fällen mit vegetativ-nervösen Temperaturerhöhungen einen vegetativen Symptomenkomplex vor uns, in welchem die erhöhte Körpertemperatur nur eines von vielen Zeichen ist, so kennen wir schließlich noch Individuen, die sich vom Normalen ausschließlich durch eine Erhöhung der Körpertemperatur der gleichen Art, wie wir sie eben besprochen haben, unterscheiden. Eine Gruppe dieser Fälle neigt zur Fettleibigkeit oder ist adipös. Die Temperatur zeigt in ihrer Kurve die gleichen Charakteristika, sie ist eine um einige Zehntel höhergestellte Normalkurve ohne atypische Zacken. Es sind dies Normalindividuen und Adipöse, die zeitlebens oder wenigstens durch längere Perioden eine etwas höhere Körpertemperatur aufweisen, sich aber sonst in nichts von Gesunden unterscheiden. Es ergibt sich die Frage, ob wir diese Fälle als monosymptomatische Variante der vegetativ-nervösen Hyperthermie auffassen oder ob wir ihnen Selbständigkeit zuerkennen sollen. Ohne hier im speziellen auf diese Frage eingehen zu wollen, glauben wir, der Abtrennung dieser Art erhöhter Temperatur von der vegetativ-nervösen Hyperthermie das Wort reden zu müssen; von irgendeiner Labilität oder einer Atypie des vegetativen Systems kann hier nicht gesprochen werden. Diese Individuen sind auch auf ihre höhere Temperatur so fest eingestellt wie Gesunde; wir müssen sie zu den Normalen rechnen. Freilich bleibt die Entscheidung dieser akademischen Frage schließlich der Auffassung des einzelnen überlassen.

Holló hat versucht, die verschiedenen Körpertemperaturerhöhungen subfebriler Art auf medikamentösem Wege zu differenzieren. Er wollte zu ihrer Unterscheidung die bekannte Tatsache heranziehen, daß Normaltemperaturen medikamentös relativ unbeeinflußbar sind. Tatsächlich glaubte er zeigen zu können, daß Temperaturen von Kranken mit destruktiven Lungenveränderungen, bei welchen die Temperaturerhöhung also als infektiöses Fieber zu gelten hatte, durch Pyramidon gesenkt werden können, während eine konstitutionelle Subfebrilität im Sinne der vegetativ-nervös erhöhten Körpertemperatur unbeeinflußt blieb. Schließlich vermeinte er im Opium ein Mittel gefunden zu haben, mit welchem die konstitutionelle Subfebrilität, nicht aber die subfebrile Temperatur Infektionskranker gesenkt werden konnte. Diese Differenzierung subfebriler Temperaturen auf medikamentösem Wege mit Pyramidon und mit Opium gelingt tatsächlich in einer Reihe von Fällen; das Gesetz hat aber zu viele Ausnahmen, als daß es einen verläßlichen Indikator darstellen könnte. Wir möchten Holló beipflichten, daß

Pyramidon in der Mehrzahl der infektiösen Temperaturen eine Senkung erzielt. Opium senkt diese Temperaturen nicht; entgegen Holló muß aber betont werden, daß Pyramidon infektiöses Fieber auch oft unbeeinflußt läßt.

Daraus ergibt sich, daß auch der „Pyramidonstoß“ von Weltmann, einmalige Gabe von 1 gr. zur Kupierung subfebriler Zustände eingeführt, eine verläßliche Entscheidung über die Art der vorliegenden Subfebrilität nicht fällen kann. Im allgemeinen darf aber doch gesagt werden, daß wir vom Pyramidonstoß bei Temperaturen auf infektiös-toxischer Grundlage, nicht aber bei vegetativ-nervös erhöhten Körpertemperaturen einen Erfolg erwarten dürfen. Nur dort, wo ein infektiös-toxisches Agens eben noch so weit wirksam ist, daß sich das Wärmezentrum auf eine höhere Temperatur einstellt, kann der Pyramidonstoß die Temperatur endgültig beseitigen. Die für den vegetativ Stigmatisierten normale Temperatur wird vom Pyramidonstoß nicht beeinflußt. Wenn sich die Temperaturkurve nach einem septischen Fieber der Norm langsam nähert, so wird eine weiterbestende Subfebrilität dem Pyramidon dann weichen können, wenn der infektiöse Prozeß in schwachem Ausmaße weiterbesteht.

Subfebrile Zustände bei den verschiedenen Fieberursachen, die eingangs aufgezählt wurden, sind — dies sei nochmals betont — vom Nachfiebern und von der nervös erhöhten Körpertemperatur prinzipiell zu unterscheiden. Und damit ist auch die Stellung der beiden Arten von Temperaturerhöhungen zum Fieber festgelegt. Wir unterscheiden die Subfebrilität, die ihre Ursache in den bekannten Fieberursachen (Infektion usw.) hat, vom Fieber nach graduellen Gesichtspunkten, wir haben aber eine Hyperthermie im Sinne des Nachfieberns oder der vegetativ-nervös erhöhten Körpertemperatur vom Fieber durchaus zu trennen.

Die beschriebene Form erhöhter Körpertemperaturen hat nicht nur theoretisches, sondern vor allem auch größtes praktisches Interesse. Zahlreiche Fälle vegetativ-nervöser Subfebrilität finden Aufnahme in öffentliche Heilstätten und bevölkern die Sanatorien. Erkennt man sie nicht rechtzeitig, behandelt man sie als Fieberkranke, als Tuberkulöse, als Hyperthyreosen, so züchtet man die vegetative Neurose, dessen Teilsymptom die erhöhte Temperatur ja nur ist. Die richtige Diagnose ist von größter Bedeutung. Eine Fehldiagnose bedeutet oft unnütze, langdauernde Kuren, unnütze, langdauernde Unterbrechung der Arbeitsfähigkeit, unnütze Belastung des Staatssäckels oder öffentlicher Wohlfahrtseinrichtungen, unnütze finanzielle Opfer des einzelnen, sie bedeutet die Züchtung hypochondrischer Thermometromanie, die Züchtung von Neurosen überhaupt — bei Individuen, die höchstens konstitutionell minderwertig, nicht aber krank sind.

Spezielle Pathologie.

Der Fieberverlauf bei Infektionskrankheiten.

Kruppöse Pneumonie. Initialer Schüttelfrost, steiler Anstieg auf 40° und darüber, hohe Kontinua oder hohes remittierendes Fieber. Kritischer Abfall unter Schweißausbruch. Häufig Pseudokrisen. Der Abfall ist nicht selten auch lytisch. Bei Abszedierung oder bei para- oder postpneumonischem Empyem septischer Charakter der weiteren Temperaturkurve. Selten werden auch niedere, auch nur subfebrile Temperaturen beobachtet, insbesondere im Greisenalter (ambulante Pneumonie).

Katarrhalische Pneumonie. Beginn oft schleichend oder auch mit steilem Anstieg. Frost häufig, Schüttelfrost selten. Unregelmäßig re- und intermittierendes Fieber. Temperaturen von 40° ungewöhnlich, gelegentlich bei konfluierenden Lobulärpneumonien.

Sepsis. Uncharakteristische, meistens inter- und remittierendes, seltener kontinuierliches Fieber. Bei Streptokokkensepsis vorwiegend unregelmäßig intermittierendes oder kontinuierliches, bei Staphylokokken und Pneumokokken unregelmäßig remittierendes, bei Coli- und Gonokokkensepsis vorwiegend intermittierendes Fieber. Schüttelfröste.

Scharlach. Steiler Anstieg auf 39 und 40° und darüber; die höchste Temperatur ist meistens am zweiten und dritten Tag erreicht. Nach etwa zwei Tagen stufenförmiger Abfall, Gesamtfieberdauer 6—10 Tage. Kritischer Abfall selten. Die in der dritten Woche auftretende Scharlachnephritis ist zumeist von Temperaturen bis 39° begleitet, das gleiche gilt für die übrigen Komplikationen. Bei septischer Lymphadenitis, bei Scharlachsepsis überhaupt septisches Fieber.

Erysipel. Meistens initialer Schüttelfrost und steiler Fieberanstieg auf 40 und 41°. Hohes intermittierendes Fieber mit tiefen Remissionen. Kritischer oder lytischer Abfall. Oft Schweißausbruch bei Temperaturanstieg. Auch fieberloser Verlauf, insbesondere bei Rezidiven.

Rubeolen. Gelegentlich unter leichtem Frösteln geringe Temperaturerhebungen.

Morbillen. Zirka dreitägiges, unregelmäßig remittierendes

Vorfieber verschiedener Höhe, dann Abfall zur Norm oder zu subfebrilen Temperaturen. Mit Ausbruch des Exanthems entweder steiler oder innerhalb von 2—3 Tagen langsamer Temperaturanstieg auf 39 und 40°. Am 7.—9. Tag meistens kritischer Abfall.

Parotitis epidemica. Meistens inter- und remittierende niedere Temperaturen, die am 3.—4. Tag, nur in schweren Fällen später abfallen. Lytische Entfieberung. Längerdauernde hohe Kontinua sehr selten.

Keuchhusten. Leichte unregelmäßige Temperatursteigerungen bis zum konvulsiven Stadium.

Varizellen. Prodromale niedere Temperaturerhöhungen mit leichtem Frösteln (Vorfieber). Bei Exanthemausbruch Temperaturanstieg, meistens nur bis 38,5°, Abfall nach zirka drei Tagen. Nachschübe haben meistens niedrigere Temperaturen.

Variola. Unter Frösteln oder Schüttelfrost steiler Temperaturanstieg auf 39 und 40°. Zirka drei Tage leicht remittierender Verlauf, dann innerhalb weiterer drei Tage Abfall zu subfebrilen Temperaturen oder zur Norm (Vorfieber). Im Suppurationsstadium, zirka am 10. Tag, wieder treppenförmiger Temperaturanstieg auf 39 und 40°, schließlich lytischer Abfall. In leichteren Fällen oder bei Geimpften im Prinzip die gleichartige Temperaturkurve, aber in geringerer Höhe.

Diphtherie. Steiler Temperaturanstieg, dann uncharakteristisches, regelloses Fieber. Nicht selten Kollapstemperaturen. Meistens lytische Entfieberung. Septische Diphtherie mit septischer Temperaturkurve.

Meningitis cerebrospinalis epidemica. Fieberverlauf sehr ungleichmäßig: Gelegentlich initialer Schüttelfrost. Re- und intermittierendes, uncharakteristisches Fieber bis 39 und 40°, selten Kontinua, lytischer oder kritischer Abfall. Eine etwaige Kontinua kann sich mit intermittierendem Fieber fortsetzen. Manchmal wird auch rekurrierendes Fieber beobachtet, wobei das fieberfreie Intervall sehr kurz oder auch mehrere Tage andauert. Es gibt auch Fälle mit normaler Temperatur oder mit Untertemperaturen während des ganzen Krankheitsverlaufes. Agonale, prämortale Hyperpyrexie ist sehr selten.

Heine-Medinsche Krankheit. Im Prodromalstadium ein- und mehrtägiges, mäßig hohes, uncharakteristisches Fieber oder subfebrile Temperaturen. Kritischer oder lytischer Abfall.

Typhus abdominalis. Treppenförmiger Anstieg innerhalb 3—5 Tagen zu Maximaltemperaturen; die morgendliche Remission erreicht nicht mehr eine dem Vortag gleich niedere Temperatur. Schüttelfrost sehr selten. In der Folge (ungefähr 2. und 3. Woche) Kontinua von 40 und 41°, nur geringe Remissionen um etwa 0,5°. Die Kontinua geht je nach der Schwere des Falles nach verschieden langer Zeit allmählich in ein intermittierendes Fieber über, welches schließlich zumeist in steiler Kurve zur Norm abfällt. Auch protrahierte 8—10tägige Entfieberung kommt vor. Statt der steilen Kurve kann es auch zu kritischer Entfieberung kommen. In der Rekonvaleszenz durch 1—2 Wochen nicht selten subnormale Temperaturen. Pseudokrisen nicht selten. Auch bei leichtem Verlauf mit relativ niederen Temperaturen bleibt das Charakteristische der beschriebenen Kurve erhalten. Bei ganz leichten Fällen fieberloser Verlauf (Typhus ambulatorius). Beim Rezidiv vollzieht sich der Anstieg meistens rasch, er erfolgt in der Regel in der 2.—4. Woche nach der Entfieberung; nicht selten stellt sich der neue Fieberanstieg auch während des Ausklingens der vorangehenden Fieberperiode ein. Die spezielle Eigenart der ersten Fieberkurve spiegelt sich zumeist in der zweiten wieder; meistens ist das Rezidiv aber kürzer, sehr selten auch länger.

Paratyphus. Bei der gastrointestinalen Form steiler Temperaturanstieg, manchmal mit Schüttelfrost; mehrtägiges intermittierendes Fieber, steiler Abfall. Bei der typhösen Form analoge Verhältnisse wie beim Abdominaltyphus, in der Dauer aber doch meistens kürzer.

Typhus exanthematicus. Fast regelmäßig initialer Schüttelfrost, steiler Anstieg der Temperatur auf zirka 40°. Andauernd hohe Kontinua von 10—14tägiger Dauer; Unterschied zwischen Morgen- und Abendtemperatur nur zirka 0,5°. Steiler Abfall innerhalb von 2—3 Tagen. Oft Pseudokrisen. Vor dem einleitenden Schüttelfrost häufig einige Tage subfebrile Temperaturen.

Bangsche Krankheit und Maltafieber. Rekurrierendes Fieber (undulierendes Fieber, Melitensis-Typ des Fiebers). Periodenweises An- und Abschwellen der Körpertemperatur. Das Fieber setzt schleichend ohne Schüttelfrost, auch ohne Frösteln ein, erreicht in wenigen Tagen 39—40° und verläuft in der ersten Fieberperiode eine Zeitlang als Kontinua, um alsbald einen remittierenden Charakter mit Tagesschwankungen von zirka 2° anzunehmen. Das Tagesmaximum klingt dann langsam ab, nach 2—3 Wochen subfebrile Temperaturen. Nach einem Intervall von 10—20 Tagen Beginn der neuen Fieberwelle, die sich mit entsprechenden Intermittenzen oft wiederholen kann. Abweichungen von der Norm: Initialer Schüttelfrost, steiler Anstieg des Fiebers am ersten Tag auf 40°, häufiges Frösteln. Statt rekurrierenden Fiebers nur eine einmalige Fieberperiode; selten unregelmäßig remittierendes septisches Fieber oder Fieberverlauf wie beim Abdominaltyphus. Andauernd subfebriler Verlauf sehr selten.

Polyarthritis rheumatica acuta. Das Fieber ist vom Gelenksprozeß weitgehend abhängig. Dies gilt auch für die Nachschübe, weshalb manchmal eine Art rekurrierenden Fiebers zutage tritt. Sehr selten initialer Schüttelfrost. Meistens remittierendes, seltener intermittierendes Fieber. Die Temperaturen sind anfänglich hoch, erreichen aber nur sehr selten 40° und fallen in der Regel nach wenigen Tagen zu geringer Höhe ab; längerdauerndes hohes Fieber ist meistens Zeichen einer Endokarditis. Sehr selten kommt es in wohl meistens mit Endo- und Perikarditis komplizierten, mit Salizyl nicht behandelten Fällen zu der unter schweren Nervenerscheinungen einhergehenden und meistens tödlich verlaufenden Form mit Hyperpyrexie. Diese setzt entweder unvermittelt aus niederer Temperaturkurve oder schleichend ein. Sie beginnt zumeist erst in der zweiten Woche, selten in den ersten Tagen. Der hyperpyretische Gelenkrheumatismus ist eine besondere und sehr seltene Verlaufsform der Polyarthritis.

Grippe. Sehr steiler Fieberanstieg, meistens auf 39 und 40°. Wenige Tage anhaltendes, intermittierendes, hohes Fieber. Steiler Abfall. Bei Komplikationen (Pneumonie usw.) neuerlich steiler Anstieg. Initialer Schüttelfrost selten, Frösteln häufig.

Tuberkulose. Die Miliartuberkulose hat in zirka einem Drittel der Fälle, wenigstens anfänglich, eine hohe Kontinua, im übrigen ein unregelmäßiges re- und intermittierendes Fieber. Initialer Schüttelfrost häufig. Für die chronische Tuberkulose läßt sich eine Regel nicht aufstellen. Hohe Temperaturen (Beachtung des Temperaturminimum, s. S. 22) bedeuten entweder Progredienz oder Mischinfektion. Über subfebrile Temperaturen s. S. 41.

Lymphogranulom. Oft Melitensis-Typus des Fiebers (s. S. 54). Daneben gibt es aber Fälle, die viele Jahre fieberfrei sind oder nur subfebrile Temperaturen aufweisen, ferner solche, die nach einem oder nach mehreren Fieberschüben lange Zeit sub- oder afebril bleiben, schließlich solche, welche ein durchaus uncharakteristisches, unregelmäßiges, 39,5° selten übersteigendes Fieber zeigen.

Syphilis. Im Sekundärstadium flüchtige leichte Temperatursteigerungen. Im Tertiärstadium subfebrile bis hohe Temperaturen. Hohe Temperaturen, zumeist uncharakteristischer, re- und intermittierender Art sind insbesondere bei der viszeralen Lues (Leberlues) bekannt.

Bazilläre Dysenterie. Leichte Temperatursteigerungen, bei schwerem Verlauf bald subnormale Temperaturen.

Amöbendysenterie. Zumeist fieberfreier Verlauf, nur in schweren Fällen Temperaturen wie bei bazillärer Dysenterie.

Rückfallfieber. Rekurrierendes Fieber. Unter Frösteln oder Schüttelfrost steiler Fieberanstieg oft auf 40° und darüber. Hierauf Kontinua oder re- und intermittierendes Fieber von 5- bis 7tägiger Dauer. Kritischer Abfall, manchmal nach Pseudokrisen. Nach einem Intervall von 5—10 Tagen manchmal auch unter Schüttelfrost neuer Fieberanstieg. Die folgende Fieberperiode ist kürzer, die Temperaturhöhe geringer. Bei Wiederholung der Fieberschübe werden die Intervalle länger.

Weilsche Krankheit. Rekurrierendes Fieber. Rascher, steiler Anstieg, meistens mit initialem Schüttelfrost, auf 39 und 40°. Kontinua oder auch unregelmäßig remittierendes Fieber von 5—11tägiger Dauer mit lytischer Entfieberung zwischen 3—6tägiger Dauer. Fieberfreies, subfebriles oder auch subnormales Intervall von zirka 4 bis höchstens 11 Tagen. Hierauf zweite Fieberperiode mit meistens geringeren Temperaturerhöhungen von 38 bis höchstens 39° mit unregelmäßigen Remissionen; manchmal kommt es auch nur mehr zu subfebrilen Temperaturen. Die Dauer der zweiten Fieberperiode ist verschieden, sie kann eine bis mehrere Wochen betragen. Bei langer Dauer kann man bei genauerer Beachtung mehrere flache Fieberwellen und entsprechende Intervalle erkennen. Eine zweite Fieberperiode kann auch ganz fehlen.

Gelbfieber. Steiler Fieberanstieg, hohe Temperatur von meist dreitägiger Dauer, hierauf Abfall auf 37°. In der ikterischen Periode meistens Kontinua.

Dengue. Rekurrierendes Fieber. Steiler Anstieg auf mittlere oder hohe Temperaturen, hierauf bis zu drei Tagen Kontinua. Es folgen normale oder niedere Temperaturen durch einige Tage, dann neuerliche Fieberperiode von geringerer Höhe und geringerer Dauer. Meistens lytischer, selten kritischer Temperaturabfall.

Fünftagefieber oder wolhynisches Fieber. Rekurrierendes Fieber. Alle 4—5 Tage Fieber mit initialem Schüttelfrost von kurzer, in der Regel eintägiger Dauer. Meistens 4—5 Fieberanfälle.

Malaria tertiana. Jeden zweiten Tag ein Fieberanfall. Jeder

Fieberanstieg steil mit Schüttelfrost. Bei Tertiana duplicata tägliche Fieberschübe (Malaria quotidiana).

Malaria quartana. Jeden dritten Tag Fieber, Fieberanstieg steil mit Schüttelfrost.

Malaria tropica. Unregelmäßiges, re- und intermittierendes Fieber; selten vom Tertianatypus.

Schlafkrankheit. Rekurrierendes Fieber. Fieberperioden von 1—4tägiger Dauer im Intervall von erst einigen Wochen, später 6—10 Tagen. Das Fieber ist unregelmäßig, re- und intermittierend, von verschiedener Höhe, manchmal steiler Anstieg.

Kala-Azar. Im Initialstadium 2—6 Wochen remittierendes Fieber; nach 1—3 Monaten zweites Stadium mit ungleichmäßigem kontinuierlichem Fieber mittlerer Höhe. Dauer 7—12 Monate; im kachektischen Stadium unregelmäßige Temperaturkurve.

Lamblien-Enteritis. Fieberfreier Verlauf oder subfebrile Temperaturen.

Pest. A. Beulenpest. Rascher Temperaturanstieg auf 39°, hierauf Kontinua mit leichten Intermittenzen, lytischer Abfall. **B. Lungenpest.** Initialer Schüttelfrost. In den ersten Tagen Fieberanstieg auf 39 und 40°.

Cholera. Meistens normale oder unternormale Temperatur. Insbesondere bei leichteren Fällen kommen mäßige Temperatursteigerungen vor.

Trichinose. Subfebrile Temperaturen zur Zeit der gastrointestinalen Erscheinungen. Zugleich mit den Muskelschmerzen, selten unter Schüttelfrost Temperaturanstieg auf 41°. Es folgt oft erst Kontinua, dann erst remittierendes Fieber. Lange sich hinziehender lytischer Abfall. Nicht selten nur mäßige Temperaturen, auch fieberfreier Verlauf.

Fasciola hepatica. Meistens septisches Fieber durch die sekundäre aufsteigende Cholangitis mit Abszeßbildung.

Bandwürmer. Fieberfrei.

Tetanus. Temperaturerhöhung zumeist gering, selten subnormale Temperaturen oder auch hohe Temperaturen bis 40°, die von Eiterungen oder anderen Komplikationen abhängig sind. Oft agonale Hyperthermie auch bis 44°.

Milzbrand der Lunge. Initialer Schüttelfrost. Hohes re- und intermittierendes Fieber.

Maul- und Klauenseuche. Fieber geringer Höhe oder subfebriler Temperaturen.

Lyssa. Fieberfreies Prodromalstadium. Im Erregungsstadium unregelmäßiges, remittierendes Fieber mittlerer Höhe.

Therapie.

Die Frage, ob Fieber schädlich oder nützlich ist, ob das Fieber ein Abwehrmittel im Kampf des Organismus darstellt, ob das Fieber daher symptomatisch zu behandeln ist oder nicht, muß als wissenschaftlich ungelöst gelten. Überblickt man die Ergebnisse der diesbezüglichen experimentellen Pathologie, so ist das Für und Wider der antipyretischen Behandlung schwer gegeneinander abzuwägen. Wenn auf der einen Seite beispielsweise gezeigt wird, daß Überhitzung zu gesteigertem Stoffzerfall, zu Abmagerung und zu Verminderung des Hämoglobins führt, wenn auf der anderen Seite dargetan wird, daß erhöhte Temperatur die Resistenz gegen gewisse Infektionen steigert, daß in bestimmter Versuchsanordnung die gebildete Agglutinin- und Bakteriolysinmenge bei erhöhter Temperatur zunimmt, so treffen diese Ergebnisse nur bestimmte Detailfragen in einem großen Fragenkomplex, ohne diesen selbst einer Lösung zuzuführen, und dies um so mehr, als die Forschungsresultate überdies zu entgegengesetzten Schlußfolgerungen führen. Der Praktiker kann sich nur an die klinische Erfahrung halten. Und wenn sich die Stimmen der Kliniker zwar auch nicht zur Einhelligkeit vereinen und die einen das Fieber im Prinzip nicht bekämpfen, da es nützlich sei, die anderen es bekämpfen, da es schädlich sei, so sind sie doch darin einig, daß hohe Temperaturen unterdrückt werden sollen. Es ist ja auch kein Zweifel, daß unter den üblichen antipyretischen Maßnahmen mit den hohen Temperaturen auch Atmungs- und Pulsbeschleunigung zurückgeht, daß das Fieberdelirium verschwindet, daß sich die das Fieber begleitenden leichten Aufregungszustände mildern und daß sich das Allgemeinbefinden hebt. Ob hierbei alle diese Fieberbegleiterscheinungen unmittelbare Fieberfolge oder koordinierte Erscheinungen des Fiebers und Folge der Intoxikation oder Infektion sind (s. S. 32), bleibt für die Frage der Fieberbehandlung ohne Belang; hier entscheidet der praktische Erfolg.

Die symptomatische Therapie des Fiebers und seine Kausaltherapie sind naturgemäß strikte zu trennen, hier steht ausschließlich die symptomatische Therapie zur Diskussion. Diese vermag den Krankheitsablauf hinsichtlich der Höhe seiner Fieberkurve und hinsichtlich der bekannten Begleiterscheinungen des Fiebers, nicht den Ablauf als solchen unmittelbar zu beeinflussen; mittelbar wird durch die antipyretische Therapie das krankhafte Geschehen allerdings auch insoweit getroffen werden, als durch sie das Allgemeinbefinden und dadurch die

Resistenz des Organismus gegen die obwaltende Noxe gehoben wird.

Wenn Fieber tatsächlich Heilbestreben des Organismus sein sollte, so wendet sich diese Abwehr bei den hohen Temperaturen zweifellos gegen sich selbst und schadet. Hohe Temperaturen über 39° sind also unbedingt zu bekämpfen. Eine Ausnahme von der Regel könnte man für die seltenen Fälle gelten lassen, in welchen eine Fiebertherapie erwünscht ist; bei hochfieberhafter viszeraler Lues ist eine Heilwirkung des Fiebers nicht auszuschließen. Bei der Chinintherapie der Malaria, der Salizyltherapie der Polyarthritis rheumatica, fällt die Behandlung des Fiebers mit der spezifischen Behandlung zusammen; ob man nun annimmt, daß die Salizylsäure auf den Erreger oder den allergischen Zustand hemmend einwirkt, ist hier ohne Belang.

Für das große Heer von Krankheiten mit Fieber mittlerer Höhe kann folgendes gelten: bei den kurz dauernden Krankheiten ist die antipyretische Therapie meistens als überflüssig abzulehnen, der Arzt wird nur die Weisung geben, abnorm hohe Zacken, Anstieg gegen 39°, wennmöglich durch eine gelegentliche Medikation des Antipyretikums zu verhindern. Doch auch bei kurzdauernden Krankheiten mit niederen Temperaturen wird die Antipyrese dann in ihre Rechte treten, wenn trotz niederen Fiebers Erregungszustände oder gar Delirien auftreten, wenn die auch nur mäßige Fiebertachykardie von einem bereits kranken Herzen schlecht vertragen wird oder wenn das Fieber das Allgemeinbefinden offensichtlich beeinträchtigt, etwa Appetit oder Schlaf stört; die Beurteilung, ob die Temperaturerhöhung diese nachteiligen Folgen für das Allgemeinbefinden in selbständiger Art hat, wird objektiv nie zu entscheiden sein, die Erfahrung hat aber gezeigt, daß die antipyretischen Maßnahmen sich auf die sekundären oder koordinierten Erscheinungen des Fiebers günstig auswirken (s. S. 58). Bei Krankheiten mit voraussichtlich längerer Fieberdauer sollte ein Versuch einer Fiebertherapie immer gemacht werden. Es ist kein Zweifel, daß eine längerdauernde mitigierte Sepsis, eine längere Zeit sich hinziehende katarrhalische Pneumonie, eine Endokarditis, eine exsudative Pleuritis — um nur einige Beispiele zu nennen — durch Niederhalten der Temperatur oft lange Zeit oder dauernd bei relativ gutem Allgemeinbefinden gehalten werden können; es wird hierbei auch Körpereiweiß gespart, Abmagerung verhindert, wodurch sich die spätere Rekonvaleszenz ebenfalls verkürzt. Schließlich werden etwaige Komplikationen durch die erhöhte Resistenz unter Umständen hintangehalten oder sie werden besser überstanden. Die fortgesetzte Behandlung des Fiebers wird hierbei von zwei Umständen bestimmt: Von dem Umstand, ob der betreffende Patient auf die Antipyrese gut anspricht — bei manchen Patienten ist die Fieberbehandlung fast illusorisch, bei anderen ist Temperatursenkung leicht zu erzielen — und von dem Umstand, ob die Senkung der Temperatur auch tatsächlich mit einem besseren Befinden des Patienten Hand in Hand geht.

Wo die einschlägigen Mittel nicht vertragen werden, wo toxische Dermatitiden auftreten, die Medikation mit Kollaps, mit lästigem Schweiße beantwortet wird, ist die antipyretische Therapie kontraindiziert, die Mittel müssen zumindest versuchsweise durch andere ersetzt oder auch ganz ausgesetzt werden. Bei fortgesetzter Pyramidonbehandlung, insbesondere mit höheren Dosen, wird auf die Möglichkeit einer Knochenmarksschädigung zu achten und der Blutbefund zu kontrollieren sein. Man wird schließlich antipyretische Maßnahmen nicht selten auch zu Beginn der Krankheit unterlassen, um das klinische Bild und den Fieberverlauf nicht zu verwischen; man wird sie während der Krankheit gelegentlich vorübergehend aussetzen, um sich über den unbeeinflußten Verlauf des Fiebers ein Bild zu machen. Im allgemeinen können wir aber den Einwand, die Fieberbehandlung verwische das Krankheitsbild, erschwere Diagnose und Beurteilung des Krankheitsverlaufes, nicht gelten lassen, der Kliniker hat meistens ausreichende Anhaltspunkte anderer Art und kann auf die unbeeinflußte Fieberkurve verzichten.

Es sei schließlich darauf verwiesen, daß die antipyretischen Medikamente im allgemeinen nicht nur Fiebermittel, sondern auch Sedativa sind, weshalb sich ihre Anwendung auch unabhängig von Fieberhöhe und Fieberverlauf vielfach empfiehlt. Die oben geschilderte Beeinflussung des Allgemeinbefindens Fiebernder dürfte ihre Grundlage ja zum Teil in dieser sedativen Wirkung der Antipyretika haben. Die antipyretischen hydrotherapeutischen Maßnahmen umgekehrt stellen Reizmittel für Vasomotoren und Atmung usw. dar, auf welche man in bestimmten Fällen, auch wieder unabhängig von der Wirkung auf das Fieber, nicht gerne verzichtet.

Die antipyretische Behandlung umfaßt die hydrotherapeutischen Maßnahmen und die Verabreichung antipyretischer Medikamente. Diese gruppieren sich theoretisch in solche, welche die Wärmebildung vermindern, wie die Chiningruppe, und solche, welche die Temperatur durch erhöhte Wärmeabgabe herabsetzen. Aus dieser prinzipiellen Unterscheidung zieht die Praxis aber keinerlei Folgerungen. Eine Sonderstellung nehmen die Antipyretika in den seltenen Fällen ein, in welchen sie auch das spezifische Medikament gegen die fieberhafte Krankheit darstellen (Chinintherapie der Malaria usw., siehe oben). Ohne auf Details einzugehen, sei schließlich auf die Herabsetzung septischer Temperaturen durch intravenöse hohe Dosen von Trypaflavin und verwandten Mitteln hingewiesen, bei welchen der Wirkungsmechanismus zum Teil anderer Art zu sein scheint (s. S. 64).

Antipyretische hydrotherapeutische Maßnahmen.

Von der Bäderbehandlung Fieberkranker ist man im allgemeinen abgekommen. Die früher vielfach angewendeten kalten Bäder und raschen kalten Übergießungen sind wegen des durch sie ausgelösten Schocks wohl allgemein verlassen. Lauwarme Bäder, die durch Zugießen kalten Wassers abgekühlt werden, mit gleichzeitiger oder folgender Frottierung der Haut sind, wenn nicht Herzschwäche usw. eine Kontraindikation darstellen, auf den Fieberkranken hinsichtlich Regulation von Puls und Atmung manchmal von guter Wirkung, meistens sind diese Vorteile aber auch durch die weniger eingreifenden Teilwaschungen auf schonenderem Wege zu erreichen. Kalte oder alkoholische Teil- oder Ganzwaschungen, Essigwaschungen usw. haben teils durch Wärmeentziehung, teils durch Reizwirkung auf die Respiration und periphere Zirkulation einen guten Effekt. Ähnlich wirkt die Eisblase, die auf die Herzgegend appliziert wird.

Antipyretische Medikamente.

Die verschiedenen Medikamente werden von verschiedenen Patienten verschieden gut vertragen. Die Erfahrung im Einzelfalle entscheidet die Wahl des Mittels. Wie früher hervorgehoben, können prinzipielle Indikationen von wärmebildungsvermindernden und wärmeabgabeerhöhenden Mitteln nicht gegeben werden. Hinsichtlich des Zeitpunktes der Verabfolgung der Mittel sei vorausgeschickt, daß sich die antipyretische Behandlung über den ganzen Tag erstrecken kann oder aber daß das Mittel einige Stunden vor dem erwarteten Fieberanstieg gegeben wird. Auf der Höhe des Fiebers, ebenso wie während seines Abfalles soll ein Antipyretikum nicht gegeben werden, da Kollaps zu befürchten ist.

Antipyringruppe. Das Pyramidon hat sich in der Praxis eine besondere Vorrangstellung vor allen übrigen symptomatischen Fiebermitteln erworben, wozu neben der herabsetzenden Wirkung auf die Temperatur auch die erwünschte sedative und auch analgetische Komponente des Mittels, sowie das Fehlen von toxischen Nebenerscheinungen viel beigetragen haben. Mit 1 Gramm des Mittels (etwa in 100 ccm Wasser in Lösung, eßlöffelweise) über den Tag verteilt genommen, erreicht man zumeist ausreichende Temperatursenkung. Bei inter- und remittierendem Fieber mit hohen Zacken ist es manchmal zweckmäßig, ein Gramm auf einmal oder im Verlauf von zirka 1—2 Stunden vor dem Temperaturanstieg zu reichen. Bei schlechter Verträglichkeit als Pulver oder Lösung auf oralem Wege kann es auch in Zäpfchenform gegeben werden. Die Dosis kann bei hohen septischen Temperaturen auch auf 2 Gramm gesteigert werden. Mit den in der letzten Zeit üblichen hohen Dosen von 2—8 Gramm täglich verfolgt man nicht mehr ausschließlich antipyretische, vielmehr spezifische Wirkung. Hinsichtlich des Pyramidonstoßes nach Weltmann siehe Seite 51.

Ferner wären zu erwähnen: Melubrin (0,5—1,0 pro dosi, bis 4,0 pro die), Phenazetin (0,3—1,0 pro dosi, 3,0 pro die), Laktophenin (0,5 pro dosi, 3,0 pro die), Causyth (0,5—1,0 pro dosi, 6,0 pro die).

Das Pyramidon und die verwandten Medikamente finden in den kombinierten Mitteln, in den Mischpulvern, vielfache Anwendung: Migränin (0,5—1,5 pro dosi, 3,0 pro die), Quadronal (0,5—1,0 pro dosi, 3,0 pro die), Kratalgin und Algokratin (1 bis 2 Tabletten pro dosi, 6 Tabletten pro die), Marburg-Pulver (Pyramidon, Phenazetin aa 0,3, Coffein 0,2, Codein 0,025) usw. Mit diesen Kombinationen wird allerdings zumeist mehr analgetische als antipyretische Wirkung bezweckt.

Salizylgruppe. Das salizylsaure Natrium wirkt in Dosen von 0,5—1,0 antipyretisch, bei Polyarthritis verwendet man je nach Verträglichkeit viel höhere Dosen, bis zu 10 Gramm pro die, wobei wieder eine spezifische Wirkung beabsichtigt ist; Nebenerscheinungen des Mittels sind: Erregungszustände, beschleunigte Atmung, Magenstörungen, Ohrensausen, Kopfschmerzen, auch Kollapszustände. Das wirksamste Derivat ist das Aspirin, Acidum acetylo-salicylicum (0,25—1,0 pro dosi). Es wirkt stärker antipyretisch als Salizylsäure. Zu den Salizylsäurekombinationen gehören Salol (0,3—1,0 pro dosi, 4,0 pro die), Diplosal (4—6mal täglich 1—2 Tabletten), Cylotropin (Ampullen à 5 ccm, intravenös) usw. Bei langdauerndem Fieber haben sich Aspirin oder Salizylsäure in Kombination mit Arsen in Form der Hodemaker-Pillen gut bewährt:

Rp. Acid. arsenicos 0,01, Aspirin oder Natr. salicyl. 10,0, M. pill. qu. s. ut fiant pill. No. C. Man beginnt mit dreimal 3 Pillen und steigert die Dosis um eine Pille im Tag, bis die erwünschte Wirkung erreicht ist. Man kann bis auf dreimal 10 Pillen täglich gehen. Die Maximaldosis wird einige Tage eingehalten und wird später langsam reduziert. Ob dem Arsen hierbei eine wesentliche Wirkung zukommt, erscheint fraglich. Die praktischen Erfolge mit dieser Kombination sind zweifellos sehr gute.

Wegen angeblich besserer Verträglichkeit wird die Salizylsäure vielfach in Kombination mit Natrium bicarbonicum verordnet, beispielsweise in folgender Form: Rp. Natr. salicyl. 12,0, Natr. bicarbonic. 5,0, Syr. rub. Id., Aq. fontis aa 100,0. D. S. 3stündlich 1 Eßlöffel.

Chiningruppe. Das Chinin ist als reines Fiebermittel in der letzten Zeit in den Hintergrund getreten, als Spezifikum oder vermeintliches Spezifikum hat es sich Anwendungsgebiete erhalten oder erworben (Malaria, Pneumonie usw.). Zur peroralen Darreichung eignet sich das Chinin Weil gut, da es geschmacklos ist. Chinin ist eines der wichtigsten Bestandteile des Transpulmin (Ampullen à 1 ccm, bis 2mal täglich 2 ccm intramuskulär), des Solvochin (0,5—2,0 ccm pro dosi, 6 ccm pro die intramuskulär), des Plasmochin usw. Diese Mittel haben weniger antipyretische als spezifische Wirkung bei Pneumonie, Malaria tropica usw. im Auge.

Über die Aussichten des Erfolges einer antipyretischen medikamentösen Behandlung läßt sich im allgemeinen nichts voraussagen. Man begegnet nicht selten Fällen, in welchen infektiöse Temperaturen mit täglichen Erhebungen auf 38 oder 39° durch Pyramidon verläßlich unter 37° gesenkt werden, bei welchen das Fieber an den pyramidonfreien Tagen ebenso sicher wieder seine ursprüngliche Höhe erreicht. In anderen Fällen wieder reagiert die Temperatur auf Pyramidon oder andere Antipyretika nicht oder fast nicht. Die Frage, ob das verschiedene Ansprechen auf Pyramidon vom Individuum oder von der Art des Infektes oder von beiden abhängt, muß wohl in letzterem Sinne beantwortet werden. Es wäre sonst nicht verständlich, daß ein Fall von Pleuritis exsudativa oder Typhus abdominalis das eine Mal gut, das andere Mal überhaupt nicht reagiert und daß es doch wieder bestimmte Krankheiten sind, bei welchen eine Beeinflussung des Fiebers mit einer gewissen Wahrscheinlichkeit erwartet werden kann. Gutartige Tuberkulose, die Pleuritis exsudativa, auch die Polyarthritis acuta und die Endocarditis rheumatica sprechen beispielsweise im allgemeinen gut, eine kruppöse Pneumonie, eine schwere Sepsis z. B. im allgemeinen nicht oder nicht gut an. Der Kliniker wird manchmal geneigt sein, auf Grund seiner Erfahrungen aus dem Pyramidoneffekt insoweit prognostische Schlüsse zu ziehen, als eine Senkung des Fiebers auf Pyramidon zumeist bei relativ gutartigem protrahiertem Fieber beobachtet wird; mit größerer Erfahrung unterwirft er aber diese prognostische Regel immer größerer Einschränkung.

Ohne auf Details einzugehen, sei schließlich auf die temperaturherabsetzende Wirkung hoher Dosen von Trypaflavin oder verwandter Medikamente hingewiesen. Es handelt sich hierbei zum Teil um eine erfolgreiche Kausaltherapie; es gibt schwere Sepsisfälle, bei welchen nach hohen Dosen (0,4 bis 0,8 Gramm auch an mehreren Tagen hintereinander intravenös verabfolgt), unter kritischer Entfieberung Heilung eintritt. In anderen Fällen sinkt die Temperatur wohl zur Norm oder unter die Norm, der septische Zustand aber als solcher hält an und nach einem fieberfreien Intervall steigt die Temperatur zur früheren Höhe; die Temperatursenkung ist hier als Kollapstemperatur zu deuten; meistens zeigen sich auch andere Zeichen der Toxizität des Mittels. Bei entsprechend mittelhoher Dosierung sieht man allerdings auch gelegentlich bei einem chronisch-septischen Fieber eine vorübergehende, auch länger anhaltende Temperatursenkung mit Besserung des Allgemeinbefindens; diese Fälle erwecken den Eindruck, daß eine direkte toxische Wirkung des Trypaflavins auf das Wärmezentrum vorliegt. Trypaflavin hat bei septischem Fieber also manchmal ausgezeichnete Wirkung; sie wird aber nur erzielt, wenn toxische Dosen in Anwendung kommen, und hierin liegt die Gefahr der Medikation, weshalb nur der mit dem Mittel Vertraute es in ausgesuchten Fällen anwenden sollte.

Hinsichtlich der Behandlung der vegetativ-nervösen Temperatursteigerung sei auf Seite 50 verwiesen.

Allgemeinbehandlung im Fieber.

Bei fieberhaften Zuständen ist im allgemeinen Bettruhe zu verordnen. Die Gefahr eines Spazierganges bei einem noch nicht gänzlich und erst durch einige Tage entfieberten Grippekranken ist allgemein bekannt und die häufige Folge, die Pneumonie, mit Recht gefürchtet. Eine Ausnahme von obiger Regel betrifft nur bestimmte chronisch Fieberkranke. Ohne auf Details eingehen zu können, sei darauf hingewiesen, daß Fälle von Lymphogranulom wochen- und monatelang bei Temperaturen bis 38° ein relativ gutes Allgemeinbefinden zeigen können und daß ihnen der Aufenthalt außer Bett nicht abträglich ist; unter entsprechenden Vorsichtsmaßnahmen (warme Kleider usw.) ist bei diesen Kranken bei entsprechender Witterung, zumal zur Mittagszeit auch ein Spaziergang gestattet, wenn nicht besondere Umstände dagegen sprechen. Das gleiche gilt auch für bestimmte Fälle fiebernder Neoplasmen usw. Allgemeine Regeln lassen sich wohl nicht aufstellen.

Hinsichtlich der Ernährung Fieberkranker wäre folgendes zu sagen: Akut Fieberkranke sollten zur Nahrungsaufnahme nicht gezwungen werden. Der Appetit liegt meistens darnieder, die Kranken verlangen zumeist nur nach Flüssigkeiten, die auch oft und reichlich in Form von Tee, Fruchtsäften, Eisstückchen, Gefrorenem usw. gereicht werden sollen. Bei voraussichtlich längerem oder bereits längerdauerndem Fieber ist hingegen soweit als möglich für kalorienreiche Ernährung Sorge zu tragen, um Abmagerung zu verhindern und die Resistenz zu steigern. Die Kost sei aus leicht verdaulichen, nicht blähenden Nahrungsmitteln zusammengesetzt. Eiweißkost vermag die Körpertemperatur um Weniges zu erhöhen. Es wird also Fleisch im Speisezettel etwas zurücktreten; man stößt damit bei den Patienten in der Regel auf keinen Widerstand, da die meisten Fiebernden Fleisch gegenüber eher Widerwillen zeigen. Wenn aber bestimmte Patienten mit Abneigung gegen Nahrungsaufnahme doch zu geringer Nahrungsaufnahme gebracht werden und wenn sie Fleisch anderen Gerichten vorziehen, so wird es bedenkenlos gegeben werden können, da die fiebersteigernde Wirkung der Fleischdiät eine außerordentlich geringe ist und die aufgenommene Fleischmenge ja auch klein bleibt. Im allgemeinen wird also eine bestimmte Regel hinsichtlich der Diät Fiebernder nicht zu befolgen sein, wenn nicht besondere Indikationen vorliegen, die im Wesen der Krankheit verankert sind. Den Durst der Fieberkranken kann man sich insoweit zunutze machen, daß man flüssige Nahrungsmittel, Suppen, Milch, Milch-Ei-Creme, Chaudeau, Tee mit Milch, Tee mit Obers oder wenigstens Flüssigkeiten und Fruchtsäfte mit reichlich Zucker verabreicht.

Bei chronisch Fiebernden mit Anorexie werden die Kranken durch häufige Darreichung kleiner Mengen insbesondere flüssiger oder breiiger, unter Umständen gekühlter Nahrungsmittel und durch Zuspruch zur Nahrungsaufnahme bewogen, Kinder manchmal auch gezwungen werden müssen. Es ist Sache der Pflege, den richtigen Zeitpunkt und die richtige Nahrungsauswahl zu treffen. Gute, schmackhafte Zubereitung und geschmackvolles Anrichten erleichtern die Aufgabe. Mit den appetitanregenden Mitteln erreicht man zumeist nichts. Die Stomachika (Tinct. chin. composit. Condurango, Orexin usw.) sind im Fieber meistens wirkungslos, ein Glas leichten Tischweins während des Essens, eine geringe Menge Kognak vor Tisch helfen bei bestimmten Patienten mehr. Manchmal bekämpft man Anorexie auch erfolgreich mit Salzsäure per os, insbesondere in Fällen, in welchen eine infektiöse febrile Hypazidität vorliegt. Insulininjektion als appetitanregende Maßnahme wird für besondere Fälle chronischen Fiebers reserviert bleiben.

Schüttelfrösten, die zu bestimmten Stunden erwartet werden, scheint man manchmal mit 1—2 Stunden vorher gegebenen Antipyreticis erfolgreich begegnen zu können. Im ausgesprochenen Schüttelfrost selbst sind Antipyretika erfolglos, heiße Getränke, Alkohol, Thermophor, Heizkasten sollen versucht werden; ein etwaiger Erfolg hat allerdings meistens nur psychische Grundlagen.

Starke Schweißausbrüche werden oftmals durch wiederholte Abwaschungen, manchmal durch Aussetzen bestimmter Antipyretika, durch leichtere Bedeckung, durch Nichtzudecken der Arme, härtere Unterlage (strafferer Durchzug), Entfernen von Federbettzeug, kühlere Zimmertemperatur, häufiges Lüften des Krankenzimmers hintangehalten. Manchmal kann der Schweißausbruch durch sofortiges Frottieren, kühle Abwaschung usw. kupiert werden. Tägliche laue Bäder, tägliche Abwaschungen mit Franzbranntwein, mit Essigwasser, Salizylspiritus usw., überhaupt fleißige Hautpflege vermögen Schwitzen wesentlich zu vermindern. Brehmer empfahl bei nächtlichen Schweißen abends vor dem Einschlafen ein Glas kalte Milch mit zwei Teelöffel Kognak zu trinken, eine Methode, die manchmal Erfolg hat. Medikamentös können, wenn keine Kontraindikationen vorliegen, Atropin (0,5—1 mg) und seine Derivate, vor allem das weniger giftige Eumydrin in kleinen Dosen versucht werden; meistens führt es aber nicht zum Ziel. Die unschädliche Kampfersäure (1—2 Gramm abends zu nehmen) hat hingegen oft sehr gute Wirkung. Die Tinct. Salviae, 20—30 Tropfen morgens und abends, ist in letzter Zeit durch das oft wirksame Salvysat (20—30 Tropfen dreimal täglich) verdrängt worden. Auch mit Sedativmitteln wie Bromural, Veronal und ihren Derivaten erreicht man gelegentlich Verminderung des Schweißausbruchs. In hartnäckigen Fällen starker Schweißausbrüche bei schwerer Sepsis, welche den Patienten außerordentlich schwächen, die den Schlaf stören usw., ist mitunter nach Kampfersäure oral, kombiniert mit sehr kleinen Dilaudiddosen (0,0006 subkutan) promptes Schwinden der Schweißausbrüche zu beobachten. Auf jeden Fall sind die eingangs aufgezählten allgemeinen hygienischen Maßnahmen vorerst zu versuchen, ehe die genannten Mittel in Frage kommen.

Schlaflosigkeit verlangt bei längerer Fieberdauer oft leichte Schlafmittel. Fieberdelirien können präventiv durch Antipyretika zu behandeln versucht werden; das ausgebrochene Delirium verlangt ständige Überwachung und wird meistens mit kühlen oder kalten Waschungen, Eisblase auf den Kopf, insbesondere bei Kindern mit lauen Bädern in Schranken gehalten.

Zahnpflege, Mundpflege, Inhalationen, Atemübungen (zur Vorbeugung der hypostatischen Pneumonie), Maßnahmen zur Verhütung des Dekubitus, leichte Effleurage der unteren Extremitäten und Sorge für aktive oder passive Bewegungen der unteren Extremitäten (zur Vorbeugung von Thrombosen) usw. gehören zur Allgemeinpflege. Für den Fiebernden gilt noch speziell, daß das Pflegepersonal den Kranken vor überflüssigen Aufregungen durch Besuch, Lektüre usw. bewahren soll, da die psychische Komponente die Fieberhöhe nicht unwesentlich zu beeinflussen vermag.

Sachregister.

(C siehe auch bei K und Z)

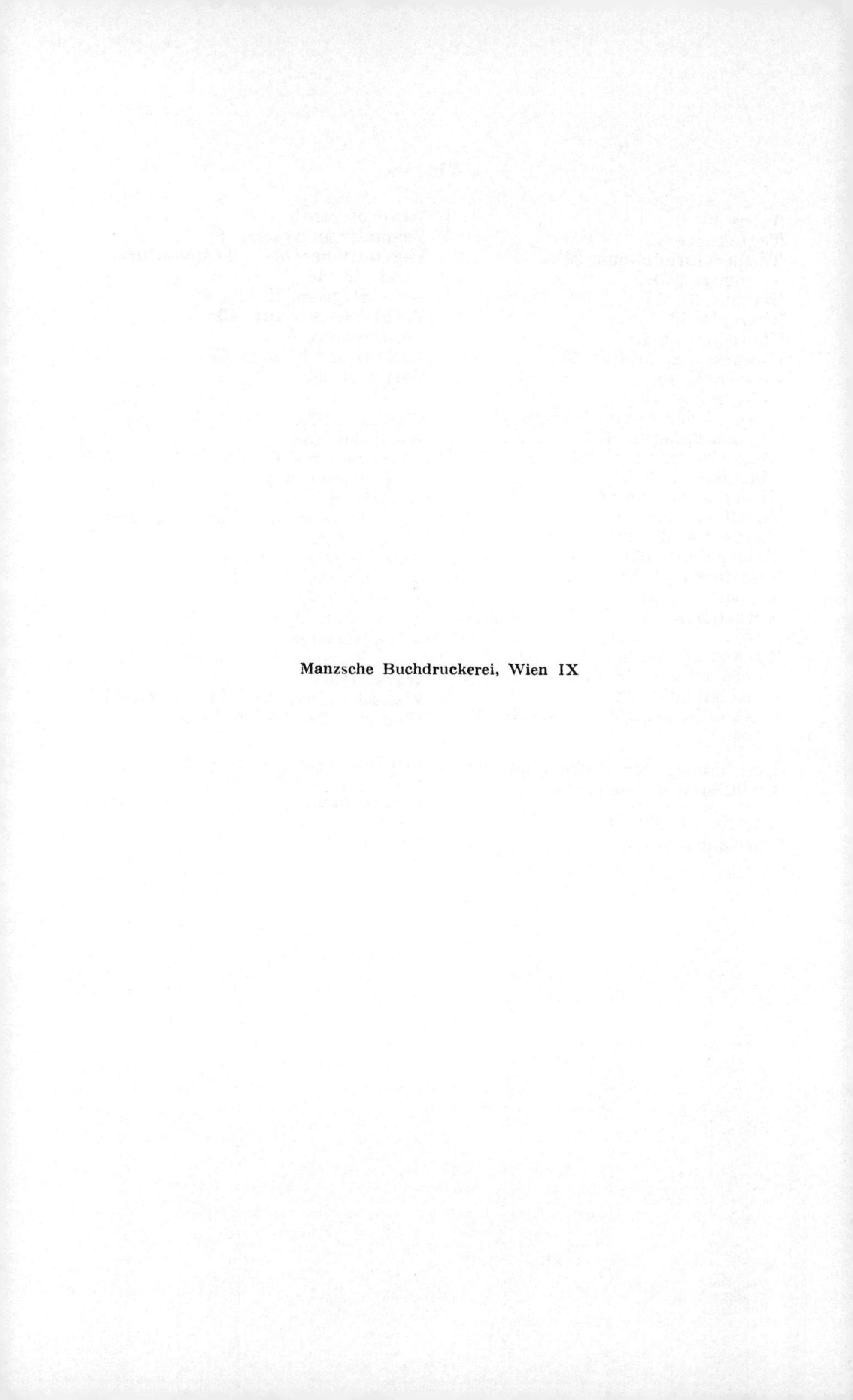

Manzsche Buchdruckerei, Wien IX

(Fortsetzung auf der IV. Umschlagseite)